Beteendemedicin
KBT för läkare

Olle Wadström

ISBN 978-91-519-7525-2
www.psykologinsats.se

Olle Wadström
Första upplagan 2021
Andra upplagan 2023

ISBN: 978-91-519-7525-2
© Psykologinsats
Formgivning:
Lars-Åke Pettersson PPRD AB
Print: Books on demand

Innehåll

Författarens tack

Sommaren 2020 fick jag ett mejl från Ann-Marie Skarstam, överläkare och psykiater i Skåne. Hon föreslog att jag skulle skriva en kortfattad introduktionsbok om Kognitiv BeteendeTerapi (KBT)/beteendeanalys riktad till läkare. Ann-Marie hade läst min bok *Kognitiv Beteende Terapi och lite till – 49 års erfarenheter som beteendeterapeut* och uppenbarligen tilltalats av mitt intresse för förhållandet mellan beteendeanalys och det medicinska, fysiologiska samt hur man kan analysera samspelet mellan behandlare och patient. Utan Ann-Maries initiativ, intresse, entusiasm, positiva och uppmuntrande kommentarer hade denna bok inte blivit till.

Tanken på att skriva en liknande bok var inte ny. Några år tidigare hade jag fått ett närliggande förslag från Åsa Kadowaki psykiater boende i Linköping och författare till *Svensk sjukvård till vanvett – om patienten bestämmer*. Även Åsa har varit aktiv, engagerad och gett professionella råd vid bokens tillblivelse.

Psykiater Leo Numason, Västervik och psykolog Manja Enström, Norrköping har också bidragit med värdefulla synpunkter.

Ett stort tack för ert stöd och initierade råd.

Olle Wadström, september 2021

Reflektioner från en kollega, läkare och beteendeterapeut

Olle Wadström blev min handledare när jag gick om min grundläggande psykoterapiutbildning som psykiater. Jag ville lära mig beteendeterapi då det är snabbaste vägen till hjälpsam förändring.

Att få möjligheten att lära mig inlärningspsykologi på djupet och hur vårt nervsystem formas av det vi gör, var ett stort steg i min professionella utveckling.

Nervsystemet är plastiskt och påverkas av hur vi hanterar våra symtom. Läkaren behöver göra sin medicinska bedömning och ta ställning till om det finns ett sjukdomstillstånd och hur det ska behandlas. Läkare behöver också ökad kunskap om, att framgångsrik behandling av symtomdiagnoser, som exempelvis långdragen smärta, ångest, stress och nedstämdhet, sker via patientens beteendeförändring. Exponering och beteendeaktivering. Det är utmanande både för många patienter och läkare, att denna sorts behandling initialt innebär symtomstegring via sympaticusaktivering. Att stå kvar i det obehaget, leder till ominlärningen i nervsystemet och till läkning.

Läkekonsten är i dagens sammanhang med fokus på tillgänglighet och konsumtion av vård, ett underskattat och oanvänt område. Förlänga, förnya, remittera och intyga är tidens läkarmelodi. Akut betyder inte längre medicinskt livshotande, utan att man vill ha hjälp SNABBT.

Majoriteten av det som handläggs inom sjukvården handlar om symtom. Läkaren ska kunna fördjupa sjukhistorien och undersöka patienten för att göra analys av möjliga sjukdomsorsaker. Även om man inte hittar ett sjukdomstillstånd att behandla, kan man bidra till förståelse för symtomen och vikten av beteendeförändring för att kunna få ökad hälsa. Att som läkare förstå konsekvenser av beteenden på både kropp och själ, spelar roll för patientens möjlighet till bättre mående. Att kunna göra beteendeanalys och göra egna medvetna val, kommer också gynna den egna hållbarheten i läkaryrket. Den läkare som medikaliserar normala symtom, kommer ha en tung arbetsbörda. Eller skickar den vidare till en kollega. Det är stor risk för att obefogade medicinska insatser skadar patienten. Vården signalerar att man har lösningen på något som egentligen handlar om egna livsval.

Som läkare kommer jag i kontakt med andras människors illabefinnande och lidande samt deras idéer om vad som är lösningen. Det är lätt att som läkare tappa bort sig själv i alla känslor och tyckanden, särskilt när vårdens kvalitet utvärderas utifrån kundnöjdhet. Det finns inte alltid ett säkert samband mellan det man vill ha och det man behöver. Läkekonst handlar om att kunna bedöma och förmedla vad den andre behöver. Ta in patientens berättelse, kunna sammanfatta och reflektera både kring fakta och lidandet, utan att ta över det. Att som läkare vara medveten om sina egna reaktioner på det som berättats och samtidigt kunna avstå från att använda medicinska åtgärder för patienten, när det egentligen handlar om att minska läkarens eget obehag.

Medikalisering av adekvata kroppsliga reaktioner leder till mångsökande patienter. "Men varför söker hen hela tiden? Vi har ju sagt att det inte är något!" Men det är något, sympaticuspåslag känns i hela kroppen. Patientens behöver få kunskap om autonoma nervsystemen och om vanliga stabiliserande hälsobeteenden. Dessutom behövs vetskap om att symtomen inte är farliga. Däremot behöver de tas på allvar av den som har symtomen – kroppen signalerar att något behöver förändras.

För det som ur hälsosynpunkt är riktigt farligt, är undvikandebeteenden. Att undvika något som man egentligen behöver klara av. Att fly eller undvika, sensitiserar för det man undviker (man blir "allergisk" mot att känna saker i sin egen kropp). En annan stor hälsorisk är passivisering med låg grad av fysisk aktivitet. Det ökar dessutom risken för att utveckla sjukdomstillstånd i både kropp och själ.

Hjärnan är förprogrammerad att spara energi, undvika hot och få belöning. Läkaryrket innebär ansträngning, risktagande och långsiktig men inte garanterad belöning (förutom lönen). Läkaren kan behandla sjukdom men också bidra till hälsa genom att inte felförstärka patientens undvikandestrategier. Att intyga att någon inte kan eller inte orkar på medicinsk grund, när det inte är sant, är varken korrekt eller snällt mot patienten på lång sikt. Läkaren bidrar till sensitisering för känslor som är normala vid olika livshändelser och undergräver patientens förmåga att hantera det som sker. Vi måste alla lära oss att hantera förluster och förändring – det är det enda vi garanterat vet kommer ingå i en människas liv.

Boken kan bli ett stöd i din framtida läkargärning. Den kan hjälpa dig att bli medveten om dina egna reaktioner i utmanande situationer och att kunna avstå egna säkerhetsbeteenden och undvikanden; att som läkare istället axla utmaningen i att vara nära illabefinnande och lidande; att kunna ge plats för det egna som väcks och hålla riktningen för det som är hjälpsamt för patienten (och dig själv) över tid. Tillämpad beteendeanalys är en icke dömande kartläggning av funktionen av de beteenden någon använder. Söker jag lättnad eller belöning? Kan jag vara uthållig och avstå i stunden för att vinna stort på längre sikt? En regel som kan vara hjälpsam, är att det som i utmanande situationer känns skönt att göra kortsiktigt, ofta stjälper långsiktigt. Det jag vill stå för och klara av att göra långsiktigt, kostar oftast ökat obehag kortsiktigt.

Jag kan inte nog understryka det Olle skriver om sunt självhävdande. Om man som läkare klarar av att använda den samspelsrepertoaren, så är det gynnsamt för alla parter.

Det har betydelse vad du gör. Läkekonst gör skillnad.

Åsa Kadowaki, Leg läkare, specialist i psykiatri, verksam i primärvården
Leg KBT-psykoterapeut och handledarutbildad

1

Inledande ord och hur man kan läsa denna bok

Under mina 50 år som beteendeterapeut har jag funnit att de kunskaper om det autonoma nervsystemet och neuropsykologi som jag fick under min psykolog-utbildning har varit avgörande för att lyckas med de allra flesta patienter. Min utbildning hade i jämförelse med mina kurskamrater mera inslag av medicinsk kunskap. Min examensuppsats handlade om ovarieektomerade honråttors estrusbeteende efter injektion med undertröskliga doser östrogen. Det kan tyckas vara ett egendomligt uppsatsämne för en blivande psykolog, men just de medicinska kunskaper jag tillägnade mig på grund av detta har varit ett ovärder-ligt komplement till de inlärningspsykologiska metoderna. Det är min uppfatt-ning att det medicinska kan potentiera Kognitiv BeteendeTerapi (KBT) och vice versa.

I den här boken kommer jag använda termerna Kognitiv BeteendeTerapi (KBT), beteendeterapi, inlärningspsykologi, tillämpad beteendeanalys, ACT (Acceptance and Commitment Therapy) för det som är relaterat till KBT. För det medicinska kommer jag även att använda termer som fysiologisk, biologiskt, farmakologisk, autonomt, neuropsykologi.

Den medicinska utredningen är oftast startpunkten för patienten vid psykisk problematik och den löper också parallellt med andra åtgärder. Vid exempelvis förstagångssymtom med bröstsmärta och andningsbesvär, yrsel eller svimningar vid till synes uppenbar panikångest, får den medicinska utredningen inte slopas. Inte heller vid tillkomsten av nya symtom vid redan känd ångest/panikångest. Men därefter kan KBT vara det självklara valet.

En kombination av KBT och medicinsk kunskap kan bidra på flera sätt.

För det första, kan läkare som träffar patienter med tydlig ångest eller depres-sionsproblematik ha större förståelse och kunskap om KBT:s behandlings-möjligheter. På samma sätt som jag upplever mig att ha haft nytta av mina elementära medicinska kunskaper. Förhoppningsvis blir det också lättare för läkaren att klara ut om patientens problem är drivet av ångest och där KBT-be-handling är rätt behandling.

Det inlärningspsykologiska perspektivet är också en tillgång när det gäller att förklara sina medicinska beslut för patienten, varför viss åtgärd exempelvis sjukskrivning är direkt skadande på grund av sina långsiktiga inlärningspsykol-ogiska effekter på måendet.

KBT kunskapen öppnar också möjligheten att förstå det egna agerandet i svåra samtalssituationer och vad som händer i mötet mellan läkare och patient. Det kan för läkaren själv vara svårt att förstå sitt eget agerande i efterhand. "Varför gick jag med på patientens propå, när det egentligen var tokigt eller i varje fall obefogat?"

Boken kan läsas på två sätt

Trots de initierade råd och påpekanden jag har fått i skrivandet, har det inte varit min ambition att beskriva det medicinska på detaljnivå. Tvärtom har jag valt att förenkla det på det sätt som jag brukar presentera det för mina patienter. Boken är riktad till läkare i första hand och det är inlärningspsykologi, beteendeanalys som jag vill erbjuda.

Man kan ha utbyte av boken om man har ett stort intresse och vill förstå de inlärningspsykologiska mekanismerna och deras tillämpning på detaljnivå. Den kan också läsas på ett mera översiktligt sätt med de långsiktiga beteendekonsekvenserna i fokus utan inlärningspsykologisk detaljförståelse. Du som läsare får själv välja.

Vill man förstå de inlärningspsykologiska mekanismer som styr vårt beteende i stunden och hur detta ger upphov till vårt framtida beteende, så finns den möjligheten med detaljerade formler och beskrivningar. Men föredrar man att endast konstatera att vårt långsiktiga beteende formas av våra beteendeval i stunden – inte varför eller hur – då är det också möjligt.

En läkare som läste manus menade att all kunskap i boken borde vara på plats redan från början, för att ge maximalt utbyte. Ett förslag kan därför vara att läsa boken en gång noggrant och därefter ytterligare en gång översiktligt. Man förstår då de olika läkardilemman bättre vid andra läsningen.

Mitt huvudbudskap är; hur en människa agerar i stunden har betydelse för hennes framtida agerande. Det gäller vare sig man är patient eller behandlare. Och att det egna beteendet dessutom har påverkan på omgivande personer vare sig vi avser att göra det eller inte.

Boken riktar sig i första hand till läkare, men också till terapeuter och personer inom vård och i behandlande funktioner.

2

Inlärningspsykologi och medicin samverkar

Sigmund Freud lyfte psykologin ur medicinen. Forskare som Thurstone, Watson, Pavlov, Skinner med flera lyfte behaviorismen ur psykologin. Nu är det, enligt mig, åter dags för behaviorismen – inlärningspsykologin och beteendeanalysen – att tydligare kroka arm med medicinen. Det kan ske på två sätt: Dels genom att de kognitiva beteendeterapeuterna tillägnar sig kunskaper om det autonoma nervsystemets funktion och något om transmittorsubstanser, dels genom att läkarna tillägnar sig kunskap om hur beteende lärs in, vidmakthålls och utsläcks och hur ångestsyndrom utvecklas.

Alla människor med psykiska problem har inlärningspålagringar även om problemen har biologisk eller fysiologisk grund. Den biologiska grunden kan vara exempelvis hjärnskada, hormonstörning eller ett medfött reaktivt autonomt nervsystem. Vissa syndrom har en dominerande inlärningshistoria exempelvis ångestsyndrom. Andra har tydligare biologisk grund och mindre dominerande inlärningshistorik exempelvis autism. Men oavsett vad som är dominerande i det enskilda fallet – det medicinska eller det inlärningspsykologiska – så kan en kombination av kunskapen från båda kunskapsdisciplinerna med stor sannolikhet förbättra behandlingsresultatet.

Kunskap om både fysiologi och inlärningspsykologi skapar möjligheter för samarbete mellan disciplinerna och bättre behandlingsutfall. Kort och gott, möjligheten till rätt val av behandlingsinsatser för den enskilda patienten ökar.

Gränsområdet, överlappningen mellan medicinsk kunskap och KBT/beteendemedicin – har kommit i fokus alltmera. Inom flera områden har beteendemedicinen gjort sitt intåg. Det gäller exempelvis vid migrän, hjärt- och kärlsjukdomar, tinnitus, Ménières sjukdom, vissa mag- och tarmbesvär, illamående, cancer och epilepsi.

Vidare har KBT visat sig vara ett bra komplement vid behandling av långvarig muskel- och skelettsmärta som värk i rygg, nacke och axlar, smärtrehabilitering och fibromyalgi-tillstånd.

Läkare kan ha hjälp av inlärningspsykologiskt kunnande och tillämpningar på olika sätt.

För det första, innebär det en vinst för läkare att kunna motivera sina ordinationer för patienten utifrån ytterligare ett perspektiv – det inlärningspsykologiska. Beteendeanalytiska förklaringar kan göra impopulära och svårsmälta medicinska beslut begripliga och förklara varför exempelvis sjukskrivning eller annan medicinsk åtgärd kan vara direkt olämplig på grund sina långsiktiga inlärningspsykologiska konsekvenser som sämre hälsa och livskvalitet på sikt.

Hur man lever sitt liv, hur man agerar i olika situationer påverkar hur man kommer att må. Vårt beteende kan öka vårt välmående, men det kan också bidra till utveckling av sjukdomar och måendet inte bara fysiskt utan även psykiskt. Risksituationer och de beteenden som används för att hantera dem kan vara olämpliga och skadliga såsom olika undvikanden, stressbeteenden, rökning, alkoholkonsumtion, matvanor och brist på motion.

Inlärning innebär alltid beteendeförändring som på lång sikt kan leda till varaktiga och skadliga beteendemönster och vanor. Det är beteendets långsiktiga konsekvenser som är viktigt att fokusera på för att skapa en bestående förbättring.

Beteendeanalysen gör det också möjligt för läkaren att förstå sitt eget beteendes betydelse i kontakten med patienter i behandlingsrummet. Med förståelse för beteendets funktioner kan läkaren bättre skilja ut när inlärningspålagringar finns utöver de medicinska och fysiologiskt betingade problemen och därmed förstå när en sjukskrivning fungerar som ett undvikande med försämring som följd. Insikt om vad som är medicinskt rekommendabelt och optimalt utifrån KBT-perspektiv ökar och läkaren blir då också mer kompetent att se till att patienterna hamnar i rätt behandling.

Sammanfattningsvis finns det alltså ett antal områden, både traditionellt fysiska och traditionellt psykiska där patienter gagnas av tillämpning av en kunskap som består både av fysiologi och inlärningspsykologi.

3

En läkares dilemma

Läkare hamnar ibland i situationer där patienten har en uppfattning om vad som ska göras medicinskt, men som inte stämmer överens med läkarens professionella bedömning. Beteendeanalys kan då vara till hjälp för att förstå såväl sig eget som patientens agerande och vilka konsekvenser detta får för framtiden inlärningspsykologiskt.

Här följer några exempel på svåra patientmöten där ett långsiktigt inlärningspsykologiskt perspektiv diskuteras.

En läkares dilemma 1

Många patienter sitter i väntrummet och det är bråttom att ta in nästa patient. En rad olyckliga omständigheter utanför läkarens kontroll har orsakat tidsförsening och de väntande patienterna är en omständighet som nu etablerar sympaticuspåslag hos läkaren.

Framför läkaren sitter en upprörd patient som uttalar bestämda önskemål. Läkaren sitter på flera åtråvärda möjligheter som patienten vill komma i åtnjutande av såsom speciell medicin, olika undersökningar och sjukskrivning. Den här patienten är påstridig omväxlande ber, gråter och far ut i aggressiva påhopp, för att få ett recept utskrivet och sjukskrivning trots att detta är direkt olämpligt med tanke på problematiken och risk för beroende.

Ytterligare en etablerande omständighet som pressar läkaren är tanken på att ett "Nej" till den här patienten skulle kunna göra henne så arg och hämndlysten, att hon skulle lägga ut ett negativt omdöme på nätet. Det skulle kunna ge enheten och läkaren dåligt rykte och några möjligheter att bemöta eventuella beskyllningar finns inte.

Situationen känns tvingande och motbjudande, men det känns ändå nödvändigt att ge efter för patientens krav. "Patienten har rätt att få hjälp och att bli nöjd."

Ett "litet" recept och en kort sjukskrivning skulle få ut den jobbiga patienten ur rummet och därmed äntligen kunna ta hand om övriga väntande patienter.

Flera saker händer när läkaren väljer att ge recept och sjukskriva;

Patienten har fått det hon anser sig behöva. Dessutom har hon fått erfara att hennes beteende var effektivt då det gav vad hon önskade. På lång sikt kommer hon därför att lockas att använda samma beteende i framtiden, när hon är i liknande situationer. Patienten kommer sannolikt att känna ännu större obehag inför att gå tillbaka till jobbet ju längre tiden går och blir allt mera angelägen att få tillgång till lugnande preparat när oro dyker upp i framtiden.

Läkaren å sin sida upplever en omedelbar befrielse – en påtaglig vinst. Långsiktigt kommer därför läkaren att lockas att agera på samma sätt i kommande liknande situationer. Det var ett synnerligen effektivt sätt att snabbt lösa en jobbig situation.

Vidare har läkaren blivit mer känslig eller sensitiserad och kommer därför att snabbare få stresspåslag (sympaticusreaktion) i kommande liknande situationer.

De mekanismer som förklarar de långsiktiga konsekvenserna för såväl patient som läkare kommer att förklaras i längre fram i boken. För att kunna göra detta presenteras redan här det paradigm eller formel (nedan), som gör den kommande framställningen lättare att generalisera till nya situationer.

Analys av läkarens dilemma 1

Skeendet ovan kan åskådliggöras med formler. Jag kommer att använda detta formelspråk genomgående i boken. Detta för att bättre kunna förklara de mekanismer som varit verksamma, samt göra det lättare att generalisera och applicera på nya situationer.

Det finns flera olika formler att använda. Antingen kan man använda en förenklad formel **S-O-R-K**, vilken är tillräcklig i många sammanhang. I denna formel står **S** för situation eller stimulus, **O** för organism, **R** för respons eller beteende samt **K** för kortsiktiga konsekvenser.

Personligen föredrar jag den mera detaljerade formeln **BS – BR/S – R – K** då den krävs för att i detalj förklara och beskriva de inlärningspsykologiska fenomen som presenteras längre fram och som gör det lättare applicera teorin på nya situationer. **BS** står för betingat stimulus (trigger), **BR** står för betingad autonom reaktion (triggad reaktion), **S** står för stimulus som leder till **R** beteende/respons, vilken syftar till konsekvensen **K**, att undanröja den sammansatta känslan **BR/S**.

En sammanställning med förklaringar till de symboler som används i formeln finns även på sidan 86.

För den som föredrar en mera översiktlig och resonerande förståelse är **SORK**en tillräcklig. Oavsett vilken formel man använder så är det alltid den inlärning som sker och de långsiktiga beteendeförändringarna som är det intressanta.

Läkarens dilemma 1 i formelspråk.

S ——————— O ——————————— R ————— K

"TRIGGER"	Läkarens KÄNSLA är summan av fysiologi & tanke		Läkarens BETEENDE för att hantera känslan	Konsekvens/ Negativ FÖR-STÄRKNING
Betingat stimulus	Autonom betingad reaktion	Negativ tanke, tolkning av situationen	Flykt eller undvikande från den jobbiga situationen	Sympaticusreduktion/Lindring av känslan

BS ——————— BR/ S- ——————————— R ——————— K-

| Gråtande alt. (aggressiv) patient ber om olämpligt recept/sjukskrivning. | Sympaticusreaktion | "Det går inte att säga nej för då kan det eller det hända." RÄDSLA, ILSKA | Skriver ut receptet trots insikten att det inte är rätt. Sjukskriver trots att detta är olämpligt. | Patienten blir nöjd och lämnar rummet. Obehaget försvinner i stunden |

Att ge efter i en pressande situation och under de etablerade stressande omständigheterna är lätt att förstå, men det kommer sannolikt ha påverkan på läkarens beteende i framtiden. Vinsten, det vill säga förstärkningen, är så stark att beteendet lärs in.

Om man en gång har fått erfara något så befriande i en pressande situation då lockas man att använda samma beteende i kommande liknande situationer. Den inlärning som sker tack vare de kortsiktiga konsekvenserna leder till beteendeförändring på sikt.

Det som händer i stunden får betydelse i framtiden, vilket är viktigt att alltid hålla i minnet.

En läkares dilemma 2

En mycket erfaren läkare avstår från att sjukskriva en vältalig 60-årig professor tillika kraftfull person med stor pondus, då han anser att inga medicinska skäl för sjukskrivning finns. Patienten blir ursinnig och beskyller läkaren för okunnighet, inkompetens och för att han har kränkt honom. Han vänder sig därför direkt till klinikchefen med sin klagan och sina beskyllningar och kräver att istället få träffa en kompetent läkare.

Klinikchefen lovar patienten att ordna saken. Han ger uppdraget till den nya AT-läkaren att se till att patienten blir nöjd, då han är rädd att denne annars kommer att sprida ett dåligt rykte bland vänner, bekanta och på nätet samt kontakta personer högre upp i regionledningen. Klinikchefen framhåller att det är viktigt att patienten blir nöjd.

AT-läkaren genomför de undersökningar som patienten begär och sjukskriver. Flera saker har då skett med alla parter utifrån ett beteendeanalytiskt perspektiv.

Analys av läkarnas dilemman 2

Först analys av den erfarne läkarens förlopp i första skedet;

S —————— O —————————— R ————— K

"TRIGGER"	Läkarens KÄNSLA är summan av fysiologi & tanke		Läkarens BETEENDE för att hantera känslan	Konsekvens/ Negativ FÖR-STÄRKNING
Betingat stimulus	Autonom betingad reaktion	Tankar, tolkning av situationen	Hanterar den jobbiga situationen	Sympaticusreduktion/Skönt att det nu är över
BS ———	**BR/**	**S⁻** ————	**R** ————	**K⁻**
Upprörd och anklagande patient vill bli sjukskriven.	Sympaticus- reaktion	"Det finns inga skäl, .." OLUST, OBEHAG	Klargör för patienten varför han inte sjukskriver trots obehagskänslan.	Känner sig nöjd med sitt agerande trots obehaget från patienten. "Jag vek mig inte."

Den erfarne läkaren är nöjd med sitt agerande och känner sig stärkt av att ha klarat av situationen på ett korrekt sätt.

Analys av klinikchefen förlopp;

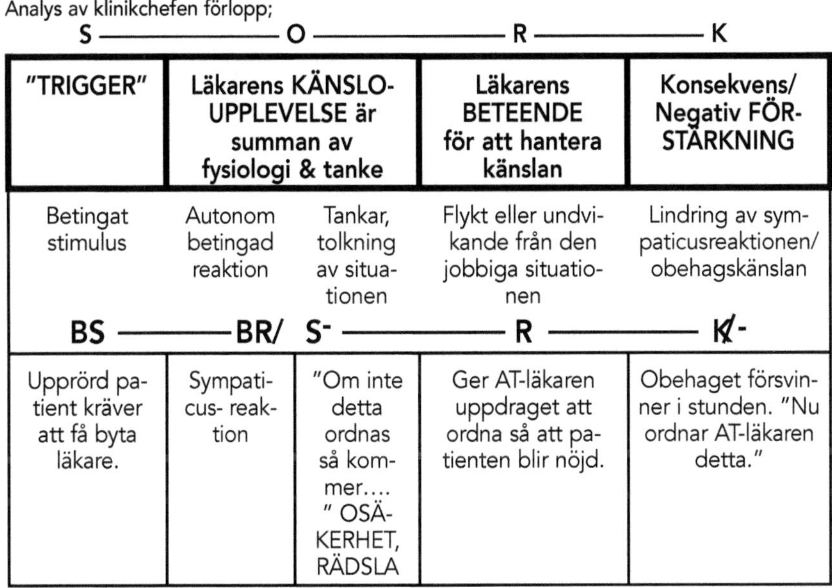

S —————— O —————— R —————— K

"TRIGGER"	Läkarens KÄNSLO-UPPLEVELSE är summan av fysiologi & tanke		Läkarens BETEENDE för att hantera känslan	Konsekvens/ Negativ FÖR-STÄRKNING
Betingat stimulus	Autonom betingad reaktion	Tankar, tolkning av situationen	Flykt eller undvikande från den jobbiga situationen	Lindring av sympaticusreaktionen/ obehagskänslan

BS —————— BR/ S⁻ —————— R —————— K⁻

| Upprörd patient kräver att få byta läkare. | Sympaticus- reaktion | "Om inte detta ordnas så kommer.... " OSÄKERHET, RÄDSLA | Ger AT-läkaren uppdraget att ordna så att patienten blir nöjd. | Obehaget försvinner i stunden. "Nu ordnar AT-läkaren detta." |

Klinikchefen talar med den erfarne läkaren om det problem som uppstått i och med att denne vägrade sjukskriva patienten. Läkaren upplever samtalet som en reprimand, vilken väcker sympaticusreaktion och olika olusttankar.

Den erfarne läkarens perspektiv igen:

S —————— R —————— K⁻

Klinikchefen presenterar problemet för läkaren	Lyssnar	Sympaticusreaktion/Självförebråelser alt. ilsketankar mot klinikchefens svek och bristande lojalitet. Bestraffande konsekvens. UPPRÖRDHET, "HAN SVEK MIG"

AT-läkaren å sin sida är spänd inför mötet med patienten och känner ett starkt tryck från klinikchefen att vara patienten till lags, för att varken stöta sig med denne eller med patienten;

Analys av AT-läkarens förlopp

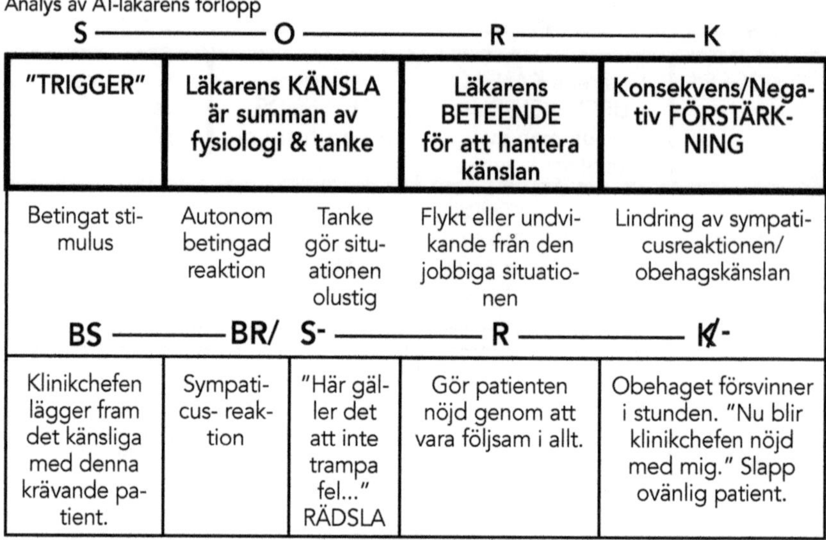

S ———————— O ———————— R ———————— K

"TRIGGER"	Läkarens KÄNSLA är summan av fysiologi & tanke		Läkarens BETEENDE för att hantera känslan	Konsekvens/Negativ FÖRSTÄRKNING
Betingat stimulus	Autonom betingad reaktion	Tanke gör situationen olustig	Flykt eller undvikande från den jobbiga situationen	Lindring av sympaticusreaktionen/ obehagskänslan

BS ——————— BR/ S- ———————— R ———————— K-

| Klinikchefen lägger fram det känsliga med denna krävande patient. | Sympaticus- reaktion | "Här gäller det att inte trampa fel..." RÄDSLA | Gör patienten nöjd genom att vara följsam i allt. | Obehaget försvinner i stunden. "Nu blir klinikchefen nöjd med mig." Slapp ovänlig patient. |

Alla tre personerna i denna interaktion har långsiktigt lärt sig något som kommer att påverka deras framtida beteenden i liknande situationer.

Den erfarne läkaren har fått en knäpp på näsan, trots att han var den som sannolikt agerade rätt utifrån medicinsk synvinkel. Han erfar att medicinska skäl inte alltid får väga tyngst och kommer sannolikt att tänka sig för i kommande liknande situationer för att inte väcka misshag.

Klinikchefen är nöjd övar att ha klarat klinikens rykte och att undgå kritik från högre ort, vilket sannolikt hade skett om inte patienten hade fått sin vilja fram. Långsiktigt blir han sannolikt allt mindre benägen att ta strid med påstridiga och inflytelserika personer.

AT-läkaren har fått klart för sig att det kan finnas andra skäl än de rent medicinska, som avgör vilka åtgärder som ska väljas. Hon upplever att klinikchefen är nöjd med henne, vilket är viktigt för hennes fortsatta karriär. I framtiden kommer hon sannolikt att "känna efter" hos sina kommande chefer hur hon ska agera i liknande situationer.

En imitationseffekt kommer sannolikt också att visa sig genom att övriga läkare på kliniken kommer att bli försiktigare med att vara tydliga mot utagerande patienter och att det medicinska är av underordnad betydelse i vissa situationer.

Läkarens dilemma 3

Läkaren har träffat patienten tidigare och vet att hon är rädd för att ha cancer men har bedömt att det handlar om hypokondri eller allvarlig hälsoångest. Patienten har nu upptäckt knölar i ett bröst och vill bli undersökt av läkaren, vilket läkaren gör. Det känns inte något anmärkningsvärt trots att läkaren följer patientens noggranna anvisningar om var knölarna ska finnas. Läkaren berättar detta för patienten, som inte låter sig lugnas utan vill ha en remiss till mammografi. Läkaren påpekar att det är mindre än ett halvår sedan en mammografi gjordes och den var utan anmärkning samt att det inte är nödvändigt att göra om det så snart igen. Patienten ber läkaren känna igenom brösten en gång till och jämföra om det inte känns en tydlig skillnad mellan brösten. Läkaren går med på hennes önskemål, men patienten blir inte övertygad.

Patienten blir påstridig och insisterar på att få remiss. Hon har stark ångest och berättar att hon inte kan bära vissa kläder – åtsittande skjortor, en väst då dessa känns obehagliga mot brösten, gör knölarna påtagliga och väcker hennes ångest. Följaktligen undviker hon dessa kläder. Hon berättar vidare att hon mycket noga brukar känna igenom sina bröst när hon duschar och att det kan ta upp till en halvtimma och att hon då känner knölarna. Själva duschningen ger henne numera ångest och har glesats ut.

Läkaren föreslår att patienten borde träffa psykologen på vårdcentralen för sin ångest. Patienten blir då först förnärmad för att hon inte bli tagen på allvar, sedan rasande för att hon känner sig kränkt efter antydningen om att det handlar om inbillning.

Nu kräver patienten gråtande att få en remiss till mammografin. Läkaren har nu sympaticuspåslag och är rädd att kanske missa något. Hon skriver därför ut en remiss för säkerhets skull och även för att lugna patienten.

Patienten blir tillfälligt lugnad och lämnar rummet. Långsiktigt har hon lärt sig att det säkraste sättet att komma till ro är att gå till vårdcentralen och låta läkare känna igenom brösten. Hon kommer därför med stor sannolikhet att komma tillbaka i samma ärende snart igen och vara minst lika insisterande att bli undersökt och mammograferas.

Analys av läkarens dilemma 3

S —————————— O —————————————— R ————————— K

"TRIGGER"	Läkarens KÄNSLOUPP-LEVELSE är summan av fysiologi & tanke		Läkarens BETEENDE för att hantera känslan	Konsekvens/ Negativ FÖR-STÄRKNING
Betingat stimulus	Autonom betingad reaktion	Negativ tanke, tolkning av situationen	Flykt eller undvikande från den jobbiga situationen	Lindring av sympaticusreaktionen/ obehagskänslan
BS	**BR/ S⁻**		**R**	**K⁻**
Upprörd och olycklig, gråtande patient ber om remiss till mammografi.	Sympaticus-reaktion	"Tänk om jag har missat något? Det går inte att säga nej för då blir det bråk och obehagligt." ORO, OSÄKERHET	Skriver ut remissen.	Obehaget och egen osäkerhet försvinner i stunden

Långsiktigt har läkaren lärt sig hur den här typen av patienter kan hanteras för att inte ställa till en scen och hur man kan undvika en obehaglig situation och själv grubbla över om man missat en verklig tumör. Benägenheten att göra den här typen av patient till viljes har från och med denna upplevelse ökat.

Läkarens dilemma 4

En förtvivlad kvinna i 35-årsåldern vill bli fortsatt sjukskriven. Hennes situation är mycket svår. Ett av hennes två barn är hemmasittare och har inte varit i skolan under läsåret. Han spelar datorspel på kvällar och nätter och sover på förmiddagarna. Det mindre barnet känner sig mobbat i förskolan, trivs inte och vill också vara hemma som sin äldre bror. Mannen har ett alkoholmissbruk i perioder och har misskött familjens ekonomi, vilket har gjort att kronofogden har ställt krav på återbetalningar.

Själv vantrivs kvinnan på jobbet och menar att hennes chef mobbar henne genom att alltid ge henne de tråkigaste och ointressantaste uppgifterna. Hon har också ofta huvudvärk och menar att hon måste vara hemma för att familjen ska fungera. Hon ser ingen annan utväg än att bli sjukskriven.

Analys av läkarens dilemma 4

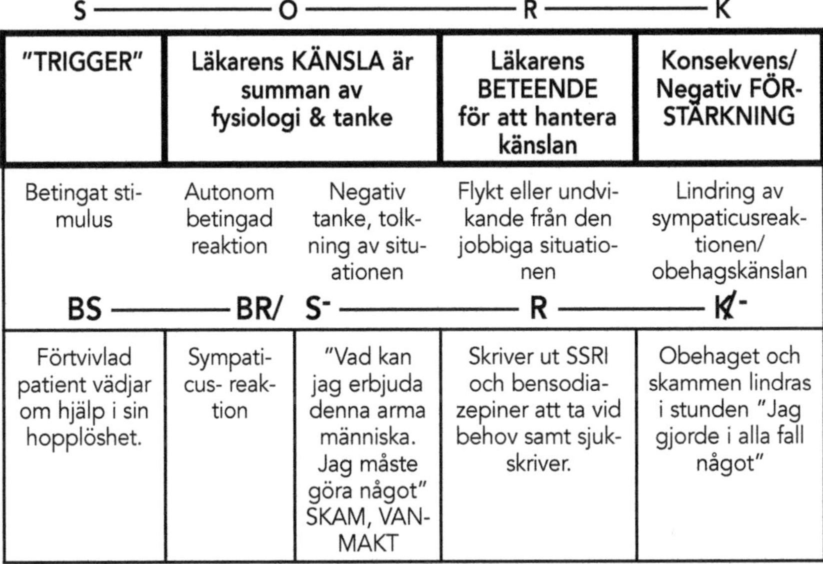

S ——————— O ——————— R ——————— K			
"TRIGGER"	Läkarens KÄNSLA är summan av fysiologi & tanke	Läkarens BETEENDE för att hantera känslan	Konsekvens/ Negativ FÖR-STÄRKNING
Betingat stimulus	Autonom betingad reaktion — Negativ tanke, tolkning av situationen	Flykt eller undvikande från den jobbiga situationen	Lindring av sympaticusreaktionen/ obehagskänslan
BS ——————— BR/ S⁻ ——————— R ——————— K⁻			
Förtvivlad patient vädjar om hjälp i sin hopplöshet.	Sympaticus- reaktion — "Vad kan jag erbjuda denna arma människa. Jag måste göra något" SKAM, VANMAKT	Skriver ut SSRI och bensodiazepiner att ta vid behov samt sjukskriver.	Obehaget och skammen lindras i stunden "Jag gjorde i alla fall något"

Patientens problem är inte medicinskt, men läkaren känner vanmakt och skam övar att inte ha något att erbjuda. Vad kan han göra för kvinnan? Han förskriver SSRI plus bensodiazepin att ta vid behov och förlänger sjukskrivningen tre månader. Kvinnan lämnar rummet något lugnad och läkaren pustar ut. Patientens alla problem kvarstår och läkaren har inte kunnat göra något för att dessa skulle komma närmare en lösning.

Patienten har nu fått bekräftelse på att hennes situation verkligen är svår och är en försvarlig grund för sjukskrivning, då läkaren gjorde samma bedömning som hon själv. Det kommer hon att åberopa vid kommande förlängningar av sjukskrivningen. Hon kommer långsiktigt få allt svårare att återgå i arbete ju längre hon tillåts undvika det.

Läkaren känner att den hopplösa situation som kvinnan presenterade är obehaglig att bara lyssna på, då han inte kan erbjuda något vettigt alternativ. Han känner att det var skönt när hon lämnade rummet, så att han kan ägna sig åt de sjuka patienterna. Långsiktigt kommer detta agerande i och med denna erfarenhet med stor sannolikhet att upprepas.

Sammanfattning dilemman

I alla fyra dilemmasituationerna har inlärning skett. Läkaren har lärt sig genom att få bekräftelse (förstärkning) på sitt agerande vad som snabbt leder ur pressande situationer. Läkaren flyr från sin obehagskänsla – sympaticusreaktionen i kombination med olusttanke. Patienten har å sin sida lärt sig hur man kan få som man vill och att detta känns bra (förstärkande) i stunden.

Erfarenheterna kommer långsiktigt att påverka beteenderepertoaren hos parterna. All beteendeförändring kan förklaras med hjälp av inlärningspsykologiska principer.

4

Vad utmärker KBT/tillämpad beteendeanalys?

Fundamentet för KBT och tillämpad beteendeanalys är inlärningspsykologi. Inlärningspsykologiska metoder används med framgång inom många olika områden. Olika beteckningar används beroende på område eller verksamhet. Teorin kallas Behaviorism.

Inom lättare och medelsvår psykiatri används termen Kognitiv Beteendeterapi (KBT) eller beteendeterapi. Dialektisk beteendeterapi (DBT) enligt Marsha Linehans manual för personer med personlighetssyndrom och för suicidnära patienter samt exempelvis Emotion Regulation Group Therapy (ERGT) vid självskadande.

Inom specialundervisning och habilitering/träning vid autism och neuropsykiatriska området används ofta termen Tillämpad Beteendeanalys (TBA) eller Applied Behavior Analysis. Inom organisation och ledarskap används under TBA-paraplyet omväxlande beteckningarna Organization Behavior Management (OBM) och Performance Management (PM).

Varje år hålls i USA konferenser av internationella ABA (Association for Behavior Analysis) där ny forskning inom klinisk beteendeterapi, autismspektrumområdet och OBM/PM presenteras. Inom området medicinsk rehabilitering används ofta termen Beteendemedicin.

Kognitiv beteendeterapi och TBA är inriktade på att förändra beteenden och optimera beteenderepertoaren hos klienter och patienter. Detta innebär att motivera det vill säga förstärka ändamålsenliga beteenden och att lära ut och i vissa fall träna in sådana beteenden som ger möjlighet till ett bättre mående, fungerande och livskvalitet på sikt. Det handlar aldrig primärt om att skapa bättre mående.

Alla människor vill må bra. Men känslomål bör aldrig vara primära, eftersom ett förbättrat mående och hälsa uppstår på sikt genom ett sunt leverne, det vill säga att ha tillgång till en adekvat och ändamålsenlig beteenderepertoar. En förmåga att hantera livets olika skiftningar utan att tillfoga sig ytterligare smärta eller problem genom sitt beteende. Strävan att alltid må bra lurar oss att välja beteenden som känns bra i stunden, men som har långsiktiga "må dåligt"-konsekvenser.

Vad orsakar dåligt mående?

Det är vanligt att man utgår från att måendet är en förutsättning för beteendet och säger: – Bara han mår bättre så kan han börja arbeta och motionera. Man menar då att beteendet är mer eller mindre omöjligt om inte det goda måendet finns på plats. Man utgår ifrån att måendet är en nödvändig förutsättning för ett liv med arbete och fritid.

Utifrån ett inlärningspsykologiskt eller behavioristiskt perspektiv är detta i de flesta fall tokigt eller bakvänt. Konstigheten blir tydlig om man till alkoholisten skulle säga: – Bara du blir av med abstinens, ångest och mår bättre, så kan du sluta dricka eller till anorektikern skulle säga: – Bara du blir av med ångesten så kan du äta på ett normalt sätt och leva som alla andra.

Förvisso finns det psykologiska problem som har sin grund i fysiologiska skador eller strukturer, men även i dessa fall kan man med inlärningspsykologiska insatser påverka beteenderepertoaren och därmed uppnå ett bättre mående på sikt.

Att påverka beteendet i riktning mot det som motsvarar ett gott mående och att därefter förvänta sig ett bättre mående och hälsa på sikt, är det utmärkande draget hos KBT. Genom att bidra med kunskap och färdigheter det vill säga verktyg, blir patienten bättre rustad att möta svårigheter av olika slag. Beteendet skapar förutsättningar för ett sundare sätt att se på vad man kan göra och även hur man mår. En vidgad beteenderepertoar skapar möjligheter att komma i kontakt med stimulans, gemenskap och ger en upplevelse av att ha kontroll, att klara av och att vara kompetent.

> Förändringen i beteendeterapi sker således vanligen utifrån och in. Eller som Tom Borkovec, en amerikansk forskare specialiserad på GAD, uttrycker det: "Move your ass and your mind will follow". På svenska: Bete dig som om du redan mår bra, så kommer du på sikt att tänka annorlunda och må allt bättre.

Detta synsätt är allt vanligare också inom medicinen då läkare förskriver motion, promenader och dieter som behandling vid tillstånd där farmaka och sjukskrivning tidigare har varit standard.

Synsättet att börja med att förändra beteendet är självklart när det gäller vissa diagnoser som alkohol- eller drogberoende, tvångssyndrom och anorexi. Medan orsaksordningen ibland ifrågasätts vid exempelvis panikångestsyndrom, depression, kronisk smärta och framför allt utmattningssyndrom.

Sammanfattning – grunden för TBA (tillämpad beteendeanalys) och beteendeterapi

Det grundfundament som TBA och beteendeterapin vilar på är inlärningspsykologi, vilket självklart inbegriper motivationsaspekten. KBT skulle kunna kallas beteendepedagogik och inkluderar påverkan av alla beteenden i dess vidaste mening.

Tillämpad BeteendeAnalys (TBA) är en bred term för att beskriva arbetet med beteendeförändring och den är enligt mitt sätt att se som ett paraplybegrepp för Kognitiv beteendeterapi (KBT) och en mängd olika tillämpningar inom beteendeterapi såsom ACT (Acceptance and Commitment Therapy), FAP (Functional Analytic Psychotherapy), ART (Aggression Replacement Training) m.fl. Beteendeanalys kan användas för att dissekera alla dessa tillämpningar i sina inlärningspsykologiska beståndsdelar och appliceras på allt mänskligt beteende.

TBA kännetecknas av följande:

- Det är en teoribyggnad av inlärningspsykologiska forskningsresultat.
- De inlärningspsykologiska mekanismerna har evidens.
- Erbjuder en förklaringsmodell för beteendets uppkomst, vilka drivkrafter som vidmakthåller det och som därmed kan ge uppslag till åtgärder för att påverka det.
- Inlärningsprinciperna gäller alla människor och har en vidd att kunna anpassas till varje enskild klients inlärningsförmåga, fysiologiska förutsättningar, egenart, eventuella funktionshinder och behov.
- Det kännetecknas av pedagogisk optimism.
- Det är inte dömande utan är neutralt konstaterande och syftar endast till att förklara.

Beteendefokus versus annat fokus

Traditionellt har man inom psykologin och psykoterapin haft fokus på personligheten, diagnoser, inre konflikter och ofta talat om avvikelser eller sjukdomar. Den behavioristiska utgångspunkten är att beskriva problemen som för mycket eller för lite beteenden eller att beteenden används i fel sammanhang eller på felaktigt sätt.

En människas personlighet kan ses som de förutsättningar som finns för vilka beteenden personen har möjlighet att förvärva, sätter därmed gränser för eller gynnar viss inlärning. Människan är en beteendekameleont med en fantastisk förmåga att anpassa och välja beteende i varje unik situation utifrån sin tillgängliga beteenderepertoar.

Fokus för KBT är att påverka eller förändra beteendet såväl i specifika situationer som mera generellt. Exempelvis är kriminellt beteende ett kluster av olika beteenden – såväl yttre beteenden som attityder och bristande förmåga att tänka empatiskt.

Vid KBT-behandling är det inte hjälpsamt att enbart utgå från diagnoser. Istället ses varje diagnos som en sammanställning av flera beteendekomponenter. Exempelvis "anorexi" karaktäriseras av flera ångestdrivna undvikanden och överskottsbeteenden: äter för lite, räknar kalorier, undviker vissa födoämnen, övermotionerar, väger sig oupphörligt, googlar på svältdieter med mera.

KBT-behandling syftar till att ersätta skadliga och olämpliga beteenden med mera normala trots ångest, då detta på sikt undanröjer både ångest och diagnos. Diagnosen ger en riktning och en allmän bild av problematiken, men den kan inte ensam vara utgångspunkten för åtgärder som syftar till beteendeförändring. Det är alltid de kritiska beteendena som måste identifieras, deras drivkrafter hittas och därefter påverkas.

Vissa diagnoser såsom autismspektrumstörningar, kognitiv funktionsstörning och ADHD har fysiologiska/biologiska orsaker. Hjärnskador kan gynna inlärning av vissa beteenden som orsakar problem. Unika förutsättningar och begränsningar måste självklart beaktas, men beteendeinterventioner kan alltid i någon mån förbättra individens liv och mående. Inlärningspålagringar finns alltid som kan observeras och ersättas med mer hjälpsamma beteenden.

Översätt problemen/diagnosen till beteenden

Att beskriva en patients symtom som "deprimerad", "utbränd", "aggressiv" eller "introvert" är endast till liten hjälp inför en beteendeterapeutisk behandling. Diagnosen ger självklart en bild av problemen som helhet, men inför en beteendeterapeutisk behandling måste de översättas till konkreta beteenden.

Man måste veta vilka beteenden som utgör problemet, är en del av problemet eller som är en konsekvens av problemet, för att se vilka beteenden som ska påverkas och hur. Vanligtvis radar man upp de kritiska beteendena i en så kallad topografisk analys antingen som överskotts- eller som underskottsbeteenden. Överskottsbeteenden vill man minska eller ersätta. Underskottsbeteendena vill man få till stånd eller att öka. TBA/inlärningspsykologin erbjuder metoder för att åstadkomma önskade beteendeförändringar.

I vissa diagnoser är den topografiska analysen självklar. Det är självklart att problemet "alkoholism" innebär ett överskott på att dricka alkohol och att det är just detta beteende som man vill minska. Det blir dock mindre självklart vilka beteenden som ska påverkas hos en deprimerad patient.

Deprimerad står kanske för att patienten ligger på soffan minst 5 timmar varje dag, ältar, gråter och går inte ut med hunden eller hämtar tidningen, missköter sin hygien, rakar sig inte, äter onyttigt osv. Först när denna översättning är gjord kan beteendeanalys göras. I beteendeanalysen söker man drivkraften till beteendena. Drivkraften är beteendenas funktion för beteendeägaren i stunden. Analysen ligger sedan till grund för val av inlärningspsykologiska åtgärder.

I vissa fall är svårt att hitta de kritiska beteendena. Vilka yttre och inre beteenden är exempelvis kopplade till utmattningssyndrom?

De beteenden som är kopplade till patientens lidande är ofta resultatet av oavsiktlig inlärning och är resultat av patientens försök att påverka sitt mående. Beteenden som känns bra i stunden har ofta en motsatt effekt på sikt, vilket inlärningspsykologin kan förklara. Mera om detta i kapitel 5, 6 och framförallt 7.

Olika sätt att se på beteendets uppkomst

Beroende på profession och utbildning har man olika syn på beteendets uppkomst och vidmakthållande. De flesta behandlare har en blandad syn men med olika tyngdpunkt beroende på utbildning och yrkesbakgrund.

En strikt biologisk syn innebär att man ser beteendet som resultatet av de processer som sker i nervceller och synaptiska spalter. Då blir det självklara valet att påverka beteenden kemiskt med olika typer av psykofarmaka.

Har man en psykodynamisk syn på beteendet – framför allt på det avvikande och oönskade beteendet – ser man det som resultatet av omedvetna eller undermedvetna processer eller konflikter. Då blir det självklara valet av behandlingsmetoder, att genom samtal komma åt och medvetandegöra dessa processer. Detta ska påverka beteendet och lösa problemen. Inre konflikter är ett psykoanalytiskt fokus och inte något som beteendeterapeuter ägnar sig åt.

En hundraprocentig kognitiv utgångspunkt innebär att man ser allt beteende är styrt av tankar. För att påverka och förändra beteendet måste man förändra tänkandet. Valet av metoder faller då på att förändra tänkandet med hjälp av kognitiva tekniker.

Beteende utifrån behavioristisk synvinkel

Den behavioristiska utgångspunkten – som beskrivs i den här boken – betyder att beteendena betraktas som funktionella verktyg. Tidigare erfarenheter har lett till inlärning av ändamålsenliga och upplevt fungerande beteenden. Beteenden läggs in i "verktygslådan" och blir till vanor och rutiner. Ibland kan de också vara styrda av tankar, logik och medvetna val. Särskilt i nya och främmande situationer eller när de tillgängliga "verktygen" är otillräckliga blir tänkandet styrande.

Oönskade beteenden lärs in på samma sätt som önskvärda men inlärningen beror då ofta på tillfälligheter eller som en anpassning till olämpliga uppväxt-förhållanden eller miljöer.

Vad är beteende?

Fredrik Skinner, en av beteendeterapins förgrundsgestalter, definierade beteenden som "all organismic events", det vill säga allt en död person inte kan göra eller visa upp.

Med den vida definitionen är det lämpligt att dela in beteendena i tre grupper eller typer:

1. Motoriska beteenden – utförs med hjälp av muskler och skelett.
2. Kognitiva beteenden – tankebeteenden som inte kan observeras
3. Autonoma beteenden – fysiologiska beteenden som vanligen inte är observerbara med ögat men mätbara på andra sätt.

Operant beteende typ 1 och 2

Motoriska och kognitiva beteenden kallas operanta beteenden, vilket syftar på att de är "verktyg" med vilka vi opererar eller hanterar alla situationer i livet. De är viljemässigt kontrollerbara och inlärda, genom så kallad operant betingning. Betingning är ett annat ord för inlärning.

De operanta beteendena regleras av hjärnbarkens frontallob.

Det nyfödda barnet saknar avsiktliga operanta beteenden. Hela livet tillkommer nya beteenden i dessa kategorier genom inlärning. Särskilt under barndomen och tidigt i livet är inlärningen intensiv. Att gå och tala, förstå talat språk är viktiga beteenden att lära, men även oönskade och direkt olämpliga beteenden lärs in.

Undervisning i skolan riktar framförallt in sig på inlärning av kognitiva beteenden såsom att läsa och förstå skriven text, räkna, analysera och allmänbildande kunskap.

Uppfostran är mycket inriktad på inlärning av sociala beteenden både motoriska och kognitiva beteenden såsom värderingar och att tänka och bete sig empatiskt. Attityder och fördomar förvärvas ofta oavsiktligt genom imitation.

Autonomt beteende typ 3

De autonoma beteendena däremot är medfödda och kontrolleras av det autonoma nervsystemet. Dessa kan inte kontrolleras med viljan. Endast marginellt kan vi påverka dem exempelvis med avslappningsövningar, yoga och biofeedback och naturligtvis med psykofarmaka.

Det limbiska systemet kallas för känslohjärnan och tillhör det centrala nervsystemet. Det påverkar det autonoma nervsystemet och gör individen aktionsberedd/stressad genom den så kallade sympaticusreaktionen.

Den inlärning som kan ske i autonoma nervsystemet kallas respondent eller klassisk betingning. Den kan i korthet beskrivas som att ett neutralt stimulus får förmågan att exempelvis automatiskt trigga en sympaticusreaktion. Respondent betingning är den inlärningspsykologiska utgångspunkten för all ångestbehandling enligt KBT.

Först beskrivs operant beteende och därefter det autonoma/respondenta beteendet i kapitel 6.

5

Inlärning av viljemässigt kontrollerbart beteende

Inlärning av operant beteende – motoriskt och kognitivt – sker under hela livet. Inlärning sker även i det autonoma nervsystemet men den behandlas senare då den skiljer sig från operant inlärning.

Operant inlärning

Människan har en enastående inlärningsförmåga. Ingen annan levande organism har en så fantastisk anpassningsförmåga som homo sapiens. Människan har förmågan att klara att leva både i öknar och i Arktis. Inlärningsförmågan av operanta beteenden är nödvändig för att klara så olika livsbetingelser. Anpassning består till hundra procent av inlärning.

Operant inlärning kan ske på fyra olika sätt och vanligen sker inlärningssituationerna som kombinationer av de fyra.

Problemlösningsinlärning

Den mest avancerade inlärningsformen kallas problemlösningsinlärning eller insiktsinlärning och ibland Aha-inlärning. Den förutsätter en viss intelligens som gör det möjligt att tänka ut eller uppfinna nya beteenden. Man måste kunna tänka abstrakt och föreställa sig föremål, lösningar, situationer som inte finns för handen.

Människan med sin unika intelligens är tämligen ensam om denna inlärningsform, även om psykologiböckerna gärna berättar om apan Sultan. Sultan kunde lista ut hur han kunde sätta ihop käppar för att peta ner bananer, som han inte kunde nå på annat vis.

Insiktsinlärningen är vanligen långsam, mödosam och leder inte alltid till något resultat, varför vi vanligen tillgriper den i absolut sista hand om de andra mindre krävande inlärningssätten har visat sig otillräckliga eller då vi saknar passande eller fungerande beteenden.

Instruktionsinlärning

Även instruktionsinlärningen är människan ensam om, då den kräver ett symbolspråk. Det förutsätter i sin mest avancerade form att man kan förmedla instruktioner om ett beteende i en situation, som inte finns konkret framför mottagaren.

Att läsa den här boken är ett exempel på instruktionsinlärning. Bruksanvisningar, manualer, kokböcker är andra exempel.

Instruktionen kan vara både talad, teckenspråklig och skriftlig.

Lärare och föräldrar ägnar åtskillig tid åt instruktioner. Inlärningen är inte alltid effektiv och kan ibland uppfattas som tjat, om man instruerar om beteenden som redan behärskas.

Modellinlärning, imitationsinlärning, härmning

Betydligt effektivare är modellinlärning. Detta inlärningssätt är snabbt och sker ofta automatiskt och helt omedvetet. Det förefaller finnas en evolutionärt utmejslad benägenhet att härma, som har kunnat visas redan hos spädbarn.

Den tidiga språkinlärningen sker via imitation. Även gester, dialekt, åsikter och fördomar förvärvas ofta på detta vis.

De flesta sociala beteenden förvärvas genom härmning. Inte bara önskvärda beteenden härmas, utan även oönskade. Vikten av goda förebilder i föräldrar, syskon och kamrater kan inte överskattas.

Modeller med högre status i betraktarens ögon är attraktiva (förstärkande) att härma. Vilka personer som är attraktiva varierar i olika åldrar – från föräldrar och syskon till vänner, kamrater och senare idoler och mera avlägsna förebilder. Nyutexaminerade läkare härmar sina chefer och sina äldre kollegor. Imitation sker på gott och på ont.

Människan delar modellinlärningen med däggdjur såsom hundar och apor, men människan är även här vassare, då hon kan härma med fördröjning. Med hjälp av kognitiva kartor kan människan ta fram och härma ett långt tidigare observerat men oprövat beteende. Hundar härmar i stunden och kan senare utföra beteendet då härmningen i stunden har gett upphov till inlärning.

Formning (Shaping)

Den mest primitiva inlärningsformen av operant beteende är formning (den engelska termen shaping används även i Sverige). Inlärningen eller anpassningen sker vanligen helt omedvetet. Det som gör att inlärning sker är beteendets resultat. Formningen sker genom ett planlöst och omedvetet eller automatiskt prövande av beteenden, där de beteenden som fungerar – förstärks – lagras i minnet, medan de misslyckade eller oförstärkta försöken inte registreras och faller bort. Felaktigt kallas denna form av inlärning "försök-och-misslyckande" (trial and error), men borde kallas "försök-och-lyckandeinlärning". Det slutliga beteendet formas (shapas) av sina förstärkningar ofta helt utan medvetenhet och blir automatiserat redan från början.

Många udda, oönskade och farliga beteenden såsom självskadande beteenden hos psykiskt funktionshindrade personer har lärts in genom tillfällighetsinlärning – en oavsiktlig formningsprocess.

Vi har inlärning genom formning gemensamt med många andra levande varelser. Till och med reptiler lär sig genom formning.

Alla komplicerade beteenden och beteendemönster hos människan har förvärvats till stor del genom formning. Inlärning av att krypa, gå, tala, läsa, spela piano, köra bil, hantera en dator har möjliggjorts genom en mycket stor del formning. Formningen kombineras vanligen med både instruktion och modellinlärning.

När vi finslipar vårt beteende och skickligheten ökar kallar vi ofta formningen för övning eller träning. Utveckling av missbruk sker vanligen genom formning. Mera om detta senare.

Vad motiverar till operant beteende

Motivation är egentligen inte ett ord som är klargörande inom inlärningspsykologi eller beteendeanalys. Istället talar man om förstärkt beteende eller beteenden som saknar förstärkning.

Termen förstärkning syftar på om beteendet fungerar som förväntat, önskat eller om det upplevs leda till uppskattat resultat och därför "motiveras" till framtida användning. Operanta beteenden drivs eller snarare dras eller lockas fram av sina medvetna eller omedvetna syften eller förstärkande konsekvenser. Beteende används så länge som de fyller sin funktion – det vill säga så länge de förstärks.

Alla beteenden som överlever har minst en förstärkning. Detta gäller allt viljemässigt kontrollerbart beteende. Den förstärkande konsekvensen behöver dock inte infinna sig efter varje enskilt beteende utan kan uppträda glest eller intermittent – mera om detta senare.

Positiv förstärkning

Beteende, respons (R) som får en ny, överraskande gynnsam konsekvens, kommer med stor sannolikhet att användas i framtida liknande situationer. Beteenden som dras eller lockas fram av en sökt konsekvens sägs vara kontrollerad av "aptit" varför detta kallas "appetetiv kontroll". Ordet positiv i termen positiv förstärkning syftar på riktningen hos konsekvensen. Den har riktning mot beteendeägaren – du får något till dig (addition, positiv). Pilen i uppställningen nedan visar beteendets sannolika utveckling om det följs av positiv förstärkning.

S ——————————— R ——————————— K+		
Du vill ta en promenad, men vill inte gå ensam.	Du ringer Kalle och frågar om han vill hänga med.	Kalle blir glad och uppskattar ditt förslag och du får sällskap

Det är inte helt säkert att ett positivt förstärkt beteende upprepas, men sannolikheten är stor att det sker. Du kommer således med stor sannolikhet att ringa Kalle även nästa gång du har lust att gå på promenad eftersom ditt beteende fungerade (blev förstärkt).

Ytterligare exempel:

S ——————————— R ——————————— K+		
En patient sitter framför dig och redogör för sina ryggproblem.	Du lyssnar och skriver en remiss till ortopedkliniken	Patienten visar glädje och uttrycker tacksamhet.

Du har fått en angenäm konsekvens på ditt agerande, vilket ökar sannolikheten för att du kommer att agera på liknande sätt i framtiden.

Denna förmåga hos förstärkningar är allmängiltig och sker dagligen och stundligen utan att vi reflekterar över eller är medvetna om det.

Flera exempel på positiv förstärkning

Tabell 5:1

S ———————————	R ———————————	K+
Du känner dig sugen på något att äta	Äter en smörgås.	Du blir mätt
Du känner dig ostimulerad	Tittar på spännande film	Du får stimulans
Du undrar över vad grannen har för ny maskin i trädgården	Du frågar grannen	Du får en förklaring
Du undrar över hur långt det är när ni ska åka till fjällen	Du googlar på en vägguide	Du får reda på det exakta avståndet och körtiden
Du får kallelse att ta vaccin	Du infinner dig vid rätt tid	Du får vaccinet och känner dig nöjd

Ett okänt telefonnummer ringer och du undrar vem kan det vara	Du svarar	Du får veta vem
Du har din bästa vän framför dig och ni skojar med varandra	Du berättar en rolig historia för honom	Han skrattar
Du hamnar på en spelsajt vid googling och erbjuds 500 kronor för att prova.	Prövar att spela	Vinst – glädje och dopamin i belöningscentrum.

Negativ förstärkning

Motivation kan även uppstå genom att man undviker, flyr från eller duckar för något obehagligt, oangenämt eller smärtsamt. När vi drabbas av skam, olusttankar, oro eller något annat plågsamt tillgriper vi ofta beteenden som har förmågan att lindra eller undanröja obehaget i stunden. Ordet "negativ" syftar på riktningen hos förstärkningen bort från – blir av med (subtraktion), slipper ifrån, reducerar eller eliminerar. Det vi blir av med är obehagligt eller oönskat, vilket gör beteendet värdefullt och användbart även i framtiden. Även negativ förstärkning ökar motivationen att använda beteendet igen i liknande situationer.

Exempel:

S⁻	R	K⁻
Du har en kraftig huvudvärk.	Du tar en paracetamoltablett.	Huvudvärken lindras.

Sannolikheten för att du ska ta paracetamol i kommande liknande situationer har nu ökat. Du har fått negativ förstärkning på att ta paracetamol vid huvudvärk och kanske kommer du också att generalisera beteendet till situationer med smärtor i andra delar av kroppen.

Ytterligare exempel:

S⁻—————————————	R ———————————	K⁻
En patient sitter framför dig och har mycket stark ångest. Han är blek, svettig och hyperventilerar. Situationen är mycket pressande och olustig även för dig.	Du skriver ut benzodiazepin.	Patienten lämnar rummet och pressen på dig lindras. Du kommer ur den jobbiga situationen.

Sannolikheten ökar att du kommer att välja förskrivning av bensodiazepiner i kommande liknande situationer och att du även kommer att generalisera beteendet till andra patienter.

Ett alternativ till bensodiazepiner mera i linje med KBT hade varit att förmå patienten att stå ut med sin ångest tills den "självdör" möjligtvis med hjälp av andningstekniker, men detta är inte lika förstärkande vare sig för dig eller för patienten då effekten inte är lika omedelbart effektiv.

Negativ förstärkning kan se ut på två olika sätt. Det kan vara ett flyktbeteende ur en existerande oönskad situation och det kan vara ett undvikandebeteende, vilket betyder att man undviker i förväg att hamna i en kommande oönskad situation.

Några exempel på negativ förstärkning genom flykt ur en existerande obehaglig situation:

Tabell 5:2

S⁻ —————————————	R ———————————	K⁻
Du har dåligt samvete för att du glömde gratulera en kollega till dennes disputation	Du skickar ett brev med förklaring och gratulationer	Du tänker att nu har du ställt det hela till rätta.
Dina barn väsnas och bråkar och du kan inte göra det som måste göras.	Du ryter till dem att lugna ner sig.	Det blir tystare.
Du irriteras över att en medpassagerare talar högt i telefonen i tyst avdelning på tåget.	Du ber honom gå ut om han ska fortsätta telefonsamtalet.	Medpassageraren lämnar kupén.
Du störs och irriteras av att grannen klipper gräset för sent på kvällen.	Du påpekar att det finns en lag på att man bör göra det fram till klockan 21.	Grannen slutar klippa gräset. Du har blivit av med störningen med hjälp av ditt beteende.

En patient klagar på att du inte är någon bra doktor som inte förstår att han behöver viss medicin.	Du skriver snabbt ut ett recept och avslutar samtalet.	Nöjd patient lämnar rummet, vilket känns tillfredsställande för läkaren.
En personen känner sig ensam, övergiven och olycklig.	Dricker alkohol	Obehaget lättar och känns mindre. Ensamheten känns inte lika svår.

Negativ förstärkning genom undvikande

Vid undvikande agerar du för att förhindra att hamna i en olustig situation. Om detta lyckas får du negativ förstärkning på ditt undvikandebeteende. Istället för att fly från ett obehag som redan uppstått, flyr du vid undvikande från tanken på ett kommande obehag.

Effektiva undvikandebeteenden förhindrar att en framtida aversiv, obehaglig konsekvens/bestraffning uppstår.

Exempel

Tabell 5:3

S⁻ ——————— R ——— / ——— K⁻		
	hindrar	den bestraffande konsekvensen från att uppkomma/inträffa
Du är på fest och alkoholen flödar och du inser att morgondagen kan bli jobbig med bakfylla.	Du tackar nej och slutar dricka efter två glas vin.	Det känns skönt när du tänker att bakfyllan undviks (uteblir).
Du inser att denna patient kommer att ifrågasätta dina förslag på behandling.	Du ber en kollega att vara med vid mötet.	Du slapp känna dig utsatt och otrygg vid mötet med kollegan närvarande.
Du blir tillfrågad om att medverka i TV-intervju, men du anser att du inte är rätt person då du känner osäkerhet.	Du hänvisar till en kollega.	Du slipper utsättas för intervjun, momentan lättnad.
Patienten vill ha ett intyg på sin oförmåga att arbeta heltid. Du inser att patienten inte är sjuk eller behöver avlastning från lönearbete för att läka.	Du avböjer att skriva intyget.	Du känner lättnad av tanken på att du inte kan bli ifrågasatt av Försäkringskassan.

Ångestpatienter hittar ofta beteenden genom formning, som i stunden lindrar eller reducerar ångest eller skyddar dem för kommande triggande eller jobbiga situationer. Såväl flykt som undvikandebeteenden kallas ofta för säkerhetsbeteenden.

På sikt gör säkerhetsbeteendena att ångesten förvärras genom så kallad respondent betingning. Mera om detta vid genomgången av inlärning i det autonoma nervsystemet (kapitel 6).

Sammanfattning förstärkning

Positiv förstärkning handlar om lockande kontroll – appetetiv kontroll – en "morot" att sträva efter. Negativ förstärkning handlar om aversiv eller tvingande kontroll – "piskan" som driver eller tvingar till flykt från eller undvikanden av obehag med hjälp av beteendet.

Förstärkning – såväl positiv som negativ – ökar sannolikheten för att det förstärkta beteendet kommer att användas mera i framtiden. Förstärkningar skapar alltså det som vi kallar motivation. Allt operant beteende – motoriskt och kognitivt – drivs av sina medvetna eller helt omedvetna syften, mål eller förstärkande konsekvenser. Vanebeteenden utförs ofta drivna av omedvetna eller oreflekterade syften.

Etablerande omständigheter (EO)

Många gånger föreligger omständigheter som antingen reducerar eller potentierar förstärkningarnas kraft eller inverkan.

Oftast är en mugg kaffe och en bulle förstärkande. En dag är du både frusen och hungrig. Två etablerande omständigheter, som gör det än mera förstärkande att fika än det brukar vara. Om du å andra sidan just har avslutat ett överdådigt julbord och är proppmätt – en etablerande omständighet – vilket gör kaffe och en bulle mindre lockande.

Etablerande omständigheter kan vara tillstånd som hunger, trötthet, oro, stress, dåligt samvete, sjukdom och värk. Det kan också vara en tanke, en vanföreställning, en åsikt, en känsla, en information, en villfarelse eller en kanske outtalad 'kultur' som "Vi har bara nöjda patienter på vår vårdcentral" eller "kunden har alltid rätt".

Det som skiljer den etablerande omständigheten från ett startstimulus (S) är att den inte startar ett beteende, utan endast gör beteendet mer eller mindre förstärkt – mer eller mindre attraktivt. En etablerande omständighet kan således öka eller minska sannolikheten för att beteendet kommer att upprepas såväl i stunden som framgent.

En etablerande omständighet kan även omvandla en förstärkande konsekvens till att bli en bestraffning.

Du är mycket angelägen att bli vaccinerad då du är rädd för de komplikationer som pandemin kan orsaka. Så får du information om att det vaccin som du erbjuds kan orsaka blodpropp och död. Informationen fungerar som en etablerande omständighet (**EO**), som i ett slag gör det bestraffande att vaccineras, då du nu tror att det är livsfarligt. Vaccinationsmotståndare har vanligen någon information (**EO**) som gör vaccinationen aversiv, skrämmande eller onödig.

Vi vill förmå en patient att ändra sitt liv till att bli mera hälsosamt. Det gör vi genom att försöka etablera omständigheter med olika argument och övertalning som ska göra det mera förstärkande att röra på sig och äta sundare. Patientinformationen vid KBT är ett exempel på en etablerande omständighet som avser att påverka förstärkningen till de önskvärda beteendena. Vid ångestsyndrom vill man vid KBT förmå patienten att välja att utmana sin ångest istället för att fly exempelvis med hjälp av sitt beteende och lugnande preparat.

Exempel på en ny etablerande omständighet (EO) i dilemma 1

Vi föreställer oss nu att läkaren ser i journalen att den påstridiga patienten, som ovillkorligen vill ha bensodiazepiner utskrivet att tas vid behov, har en historia av opiatmissbruk bakom sig. Den informationen blir en ny omständighet (**EO**) som förändrar förstärkningen att skriva ut receptet. Det blir direkt motbjudande att göra det. Omständigheten samt det faktum att bensodiazepiner inte rekommenderas i primärvården gör att undvikandet att skriva ut receptet blir negativt förstärkt.

Det tål att upprepas att alla operanta beteenden som fortlever har en eller flera förstärkningar. Man kan till och med förvånas över sitt eget beteende och inte förstå vad som förstärker det. Förstärkningarna är inte alltid lätta att hitta eller förstå, då de oftast inte finns efter varje enskilt beteende utan endast ibland och mycket glest.

Glesa förstärkningar

Förstärkningar behöver inte inträffa efter varje enskilt beteende, utan kan förekomma glest – intermittent. Man behöver inte vinna på tipset varje vecka för att fortsätta att tippa.

Spelmissbrukare får sällan förstärkning i form av vinst på sitt spelande, men det hindrar inte att spelandet fortlever och även accelererar. Sportfiskare behöver inte få napp på varje kast. Intermittent (gles) förstärkning leder tvärtom till flera och mera intensiva beteenden om man jämför med de kontinuerligt förstärkta beteendena.

Man betalar exempelvis bara en gång till kaffeautomaten, då man förväntar sig att få en kopp kaffe varje gång man betalar. Man får kontinuerlig förstärkning på sin inbetalning, medan man vid en spelautomat gör betalning efter betalning utan att räkna med att få vinst på varje betalning. Där räknar man med intermittent förstärkning. Mera beteende och mera pengar försvinner in i spelautomaten än i kaffeautomaten, vilket visar att intermittent förstärkning lockar till flera enskilda beteenden.

Intermittenta förstärkningar gör beteendeanalysen svårare, då det kan vara svårare att hitta förstärkningen eftersom den bara förekommer sällan. Vad är förstärkningen för olika personer, som hela tiden håller på med sin mobiltelefon, vad är förstärkningen i Facebook, vad på Twitter och Instagram? Är gillanden förstärkningar och är nyfikenhet en etablerande omständighet?

Programmerarna som skapar mobil-appar utnyttjar och missbrukar inlärningspsykologisk kunskap, för att göra mobilanvändandet alltmera förstärkt. Det lär exempelvis vara så att Facebook ackumulerar gillandemarkeringar och släpper dem i klungor till mottagaren, för att öka besöksfrekvensen – kraftigare förstärkning och intermittent.

Utsläckning får operant beteendet att upphöra

Utsläckning av ett beteende sker då det upplevs helt ha förlorat sin förstärkning eller funktion. Vem vill använda verktyg som inte fungerar? Meningslösa beteenden upphör att vara attraktiva och utsläckandet sker ofta mer eller mindre omedvetet.

Exempel:

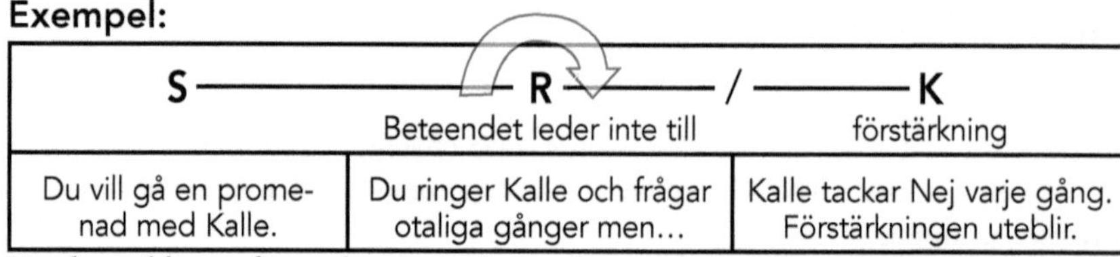

S————————R———— / ————K		
	Beteendet leder inte till	förstärkning
Du vill gå en promenad med Kalle.	Du ringer Kalle och frågar otaliga gånger men...	Kalle tackar Nej varje gång. Förstärkningen uteblir.

Totalt utebliven förstärkning är bevis för att beteendet inte längre fungerar. Gamla funktionella beteenden kräver en mer utdragen utsläckningsfas än nya.

Utsläckningskulmen

Gamla beteenden kommer vid uteblivna förstärkningar att kulminera innan de helt upphör och släcks ut. Kulmineringen visas av pilen som är inlagd i formeln ovan. Den tillfälliga ökningen – utsläckningskulmen – blir olika hög och lång beroende på hur länge beteendet funnits i beteenderepertoaren och hur angeläget eller värdefullt det har varit och är, samt om alternativa beteenden med samma funktion (förstärkning) finns tillgängliga. Utsläckningskulmen visar på vikten att vara konsekvent och uthållig i sina försök att utsläcka beteenden i vården. Inkonsekvent utsläckning blir istället intermittent förstärkning med beteendeökning som följd.

Om patienten inte förmår att påverka sina läkare i en medicinskt önskad men olämplig riktning trots många försök, kommer försöken till slut att upphöra.

Och om Kalle vidhåller att han inte vill gå på promenad så kommer dina försök att få med honom på sikt att utsläckas permanent.

Utsläckning av ett förstärkt och angeläget beteende bör i vissa fall kombineras med inlärning av ett alternativt beteende om förstärkningen något värdefullt eller nödvändigt.

Patienten ville bli hjälpt att sluta med sitt pokerspelande på nätet, vilket han gör för sin försörjning. Ett alternativt beteende som kan försörja honom måste finnas för att minimera utsläckningskulmen och för att han inte ska tvingas tillbaka. Lösningen blev studier till civilingenjör inom datavetenskap.

Alternativet att ringa till Stina, Johan eller Peter kan leda till förstärkning och därmed snabbt ersätta promenaderna med Kalle.

Utebliven negativ förstärkning visar också på att beteendet inte längre fungerar. Se följande exempel:

S-————————R———— / ————K⁻		
	Beteendet leder INTE till	lindring (negativ förstärkning)
Du har huvudvärk.	Du tar paracetamoltablett vid flera tillfällen, men...	Tabletten ger ingen lindring utan är verkningslös.

Om tabletten visar sig vara verkningslös och flera försök är förgäves, utsläcks beteendet. Den negativa förstärkningen (den åstundade lindringen av värken) visar att beteendet är meningslöst.

Att avsiktligt utsläcka beteenden bör i många fall leda till fortsatt analys och andra åtgärder, särskilt om funktionen av det utsläckta beteendet har en angelägen eller viktig funktion. Inlärning av alternativa beteenden med samma förstärkning kan vara nödvändig. Du bör få tillgång till något annat preparat eller åtgärd som kan lindra huvudvärken.

I vissa fall kan det alltså vara nödvändigt att finna alternativa beteenden med samma förstärkning som det ursprungliga beteendet för att säkert eliminera det helt.

Patienten med ångest som är beroende av negativt förstärkande bensodiaze-piner, får inte längre dessa förskrivna. Det betyder inte att patienten behöver leva med den ökade ångesten på sikt. Det självklara alternativet vid KBT är att stå ut med och acceptera onödig ångest tills den har kulminerat och förvunnit. Mera om respondent motbetingning på sidan 59-61.

Ett alternativ skulle kunna vara ökad fysisk aktivitet eller träning. Men också praktiska åtgärder såsom sanering av yttre stressorer i arbetssituationen, hem-situationen, exempelvis öka förmågan att säga nej till krav från chefen, får inte försummas. Att sanera sin livssituation innebär att finna och förstärka beteenden som på sikt kan minska yttre stress och påfrestning.

Förstärkningarna som inte kan styras

Utsläckning är det enda säkra sättet att långsiktigt eliminera beteenden. I de fall man inte kan förhindra att beteendet förstärks, vilket ofta är fallet, återstår endast möjligheten att förändra förstärkningarnas potens genom att etablera nya omständigheter (**EO**). Övertalning är ett vanligt sätt att försöka åstadkomma detta. Motiverande samtal är ett annat exempel på försök att få patienten att komma i kontakt med sina värderingar och långsiktiga mål och därmed göra beteendet mindre åtråvärt – minska de omedelbara förstärkningarnas styrka.

Alkoholisten vill sluta dricka. Drickandet ger inre negativ förstärkning genom att ge lugn, ångestlindring, undvikande av abstinens och flykt från en trist ensamhet. Flera av dessa förstärkningar kan inte elimineras. Motiverande samtal syftar till att etablera omständigheter (**EO**) – värderingar - som gör de mera förstärkande att avhålla sig från drickande genom att minska de inre okon-trollerbara förstärkningarnas kraft

Det klassiska exemplet på en kraftfull sådan förändring är alkoholisten som genomgår en religiös kris eller "blir frälst". I och med denna omvälvande nya **EO** känns det måhända till och med bestraffande att dricka.

Om medicinska möjligheter finns att eliminera de inre fysiologiska förstärkningarna som alkohol och droger ger med preparat som Naltrexon och Campral, så skulle detta öppna möjligheter för utsläckning.

Antabusbehandling däremot syftar inte till utsläckning utan är avsett att göra drickandet bestraffande genom att det leder till obehag.

Bestraffande konsekvenser

Om ett beteende leder till något smärtsamt, obehagligt eller skrämmande då kommer det att genast upphöra. Därför kan det kännas lockande att använda aversiva, obehagliga konsekvenser så kallad bestraffning, för att förmå en person att minska eller avstå från oönskat beteende. Men bestraffning och böter är dåliga val både av inlärningspsykologiska och etiska skäl.

Om bestraffningen är kraftig leder den till omedelbar underkastelse, vilket är mycket negativt förstärkande för den som bestraffar. Bestraffarens beteende blir förstärkt av den omedelbara och tydliga följsamheten. Men följsamheten är vanligtvis kortvarig, då man aldrig kan ta bort förstärkningar med hjälp av bestraffningar. Bestraffningen glöms vanligen bort efter en tid om den inte uppfyller tre villkor. För att en bestraffning ska fungera långsiktigt måste den vara (1) kraftigt aversiv, (2) omedelbar eller vara tydligt kopplad till beteendet och dessutom måste den vara (3) kontinuerlig. Endast det autonoma nervsystemet har tillgång till en bestraffning som uppfyller de tre villkoren – nämligen sympaticusreaktionen – för att varna och förmå oss att undvika eller fly från situationer och föremål. Ibland bestraffar den och skrämmer för ofarliga företeelser såsom vid ångestsyndrom.

Skillnad på bestraffning och böter

Bestraffande åtgärder kan delas upp två kategorier – bestraffning och böter.

Bestraffning är när en aversiv konsekvens inträffar i nära anslutning till eller till synes med koppling till ett beteende:

S —————————— R —————————— K-		
Du tänker att du skulle vilja ta en promenad, men vill inte gå ensam.	Du ringer din vän Kalle och frågar om han vill hänga med.	Kalle blir upprörd och frågor otrevligt om du inte har fattat att han måste plugga och att du inte får störa honom.

Du avslutar samtalet omgående och ringer inte Kalle under en tid. Bestraffning undertrycker ditt beteende. Men så småningom försöker du sannolikt åter att närma dig Kalle, om du inte har hittat någon annan att gå med. En bestraffning kan aldrig ta bort förstärkningar, utan endast göra beteendet mera riskfyllt eller kostsamt.

Antabusbehandling uppfyller dock inte de tre villkoren omedelbarhet, kraftig aversion och kontinuitet. Dessutom är det möjligt att exponera sig för alkoholen så mycket att habituering sker – det går att dricka sig igenom antabuseffekten.

Böter är en bestraffning genom att personen får lämna ifrån sig något godtyckligt mot sin önskan, som konsekvens på ett beteende. Även böter måste vara aversiva, säkra och drabba kontinuerligt för att ha långsiktig effekt.

S —————————— R ———————————— ᴙ+		
Sista deklarationsdagen är passerad.	Du har missat att lämnat in din deklaration i tid.	Du måste betala en straffavgift. Du blir av med pengar, vilket känns olustigt.

Själva boten är vanligen godtycklig och helt orelaterad till beteendet. Ibland benämns boten "responskostnad".

Straffavgiften för försenad självdeklaration är en säker och kännbar bot. Den är också kontinuerlig då varje försummelse bestraffas, medan fortkörning sällan upptäckts och leder till böter. Därmed är den osäker alltså intermittent. Fortkörning är oerhört vanlig medan försumlighet med att lämna in deklarationen är ovanlig.

Bestraffningar är konsekvenser på ett beteende som får detta att upphöra i stunden. Beteendet undertrycks en tid, men i regel bara tillfälligt om beteendets ursprungliga förstärkningar finns kvar.

Bestraffningar kan orsakas av slumpen och av tillfälligheter, såsom; att få en stöt när man mixtrar med en lampa, man slår sig på tummen med hammaren, man blir nedstänkt av en förbifarande bil, man får panikångest när man står varm och svettig i kö för att visa sitt pass.

Endast omedelbara förstärkningar fungerar

Ofta tar vi för givet att människor låter sig motiveras av framtida konsekvenser. Vi tror att våra barn ska plugga nu för att kunna komma in på en viss utbildning om tre år. Vi hoppas att överviktiga personer ska avstå från att äta sig mätta, för att bli smala till sommaren. Vi hoppas att narkomanen ska avstå från narkotika på grund av risken för dödlig överdos.

Så fungerar det sällan. Beteendet kontrolleras alltid av förstärkningar i stunden. Detta kan övervinnas om vi bestämmer oss för att tanken på det långsiktiga resultatet är viktigare än det som känns i stunden. Då blir tanken den i ögonblicket närvarande förstärkningen. Alla undvikandebeteenden förstärks av tankar på framtida faror eller risker.

Människor kan göra uppoffringar i stunden för en god sak på sikt. De kan välja sämre utfall nu för att uppnå något i framtiden. Vi pluggar fastän vi tycker det vore roligare att gå på fest med kompisarna. Då har personen med hjälp av sin kognitiva förmåga flyttat tanken på en framtida konsekvens till att bli närvarande och förstärkande i stunden. Förmågan föreställa sig ett framtida förstärkande mål eller syften, har endast människan. Att kunna tänka abstrakt är en förutsättning för detta.

Vi kan föreställa oss åtråvärda framtida scenarier eller farliga och bestraffande dito. Föreställningarna fungerar då som positiva respektive negativa förstärkningar för beteenden i stunden.

De konsekvenser som påverkar beteendet måste ha en direkt eller kognitiv koppling till beteendet. Det faktum att ett beteende "överlever" är kvitto på att kopplingen finns.

Kognitiva etablerande omständigheter (**EO**) kan dessutom göra beteendet mer eller mindre angeläget i stunden. Exempel på sådana **EO** är information om vad som är lämpligt att göra exempelvis vid ett sjukdomstillstånd. Under Corona/Covid19 pandemin gick myndigheterna ut med uppmaningar, förmaningar och varningar vilka var avsedda att etablera omständigheter för att göra det negativt förstärkt (mera angeläget) att hålla avstånd, tvätta händer, jobba hemifrån med mera.

Ibland utgör politisk övertygelse, fördomar, skrock, konspirationsteorier och rena vanföreställningar etablerande omständigheter som gör onödiga, felaktiga eller egendomliga beteenden mera förstärkta i stunden.

Begriplig information till patienter om skälen till de medicinska besluten, om åtgärder och de långsiktiga förväntade resultaten är nödvändiga etablerande omständigheter för att motivera till följsamhet. Betydelsen av patientinformationen eller psykoedukationen som etablerande omständighet i behandlingen kan inte överskattas.

6

Det autonoma nervsystemet och dess inlärning

Inlärning i det autonoma nervsystemet kan ske – så kallad klassisk eller respondent betingning. Inga nya beteenden lärs emellertid in då alla autonoma beteenden är medfödda. Men igångsättning av autonoma reaktioner kan läras in och kopplas till nya stimuli och situationer. Dessa inlärda startstimuli eller triggers kallas Betingade Stimuli (**BS**). Medfödda triggers finns också, exempelvis plötsliga och överraskande ljud eller plötslig oväntad snabb rörelse, stark smärta eller att tappa balansen. Medfödda triggers kallas OBetingade Stimuli (**OBS**).

Det autonoma nervsystemet

Det autonoma nervsystemet har två delar. Den parasympatiska delen som är kroppens inre vaktmästericentral. När inga faror hotar och allt är lugnt då ser parasympaticusreaktionen till att återhämtning och reparationer sker, att kroppstemperaturen hålls, andningen anpassas, maten smälts mm. Parasympaticus representerar lugn, vila och återhämtning.

Sympaticusreaktionen är en vakenhets eller mobiliseringsreaktion som gör individen alltmera alert. På engelska benämns sympaticusreaktionen "vakenhet" alltså arousal. Den ökar vakenhet och vaksamhet sker på parasympaticusreaktionens bekostnad för att slutligen göra individen maximalt strids- eller flyktberedd – 100 sympaticusreaktion på en skala 0 till 100.

Vid 50/50 på skalan när det råder jämnvikt mellan parasympaticusreaktionen och sympaticusreaktionen är den intellektuella skärpan optimal (streckade linjen).

Fig 6:1

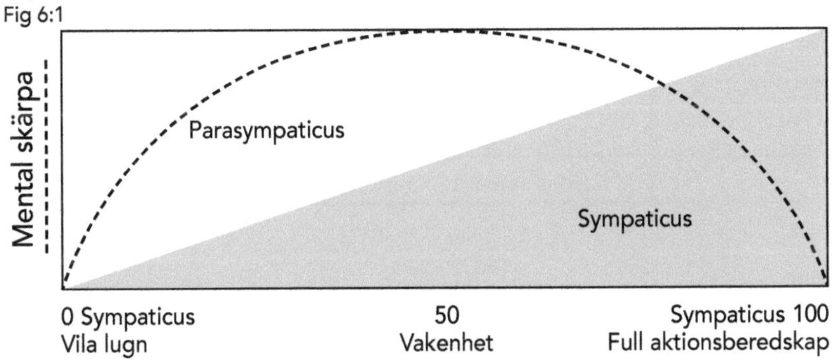

Det är vanligt att personer med hög ångest skräms av kroppsliga sensationer som är resultatet av aktiverad sympaticusreaktion. Nedanstående tabell över det autonoma nervsystemets olika beteenden brukar vara mycket avdramatiserande och hjälpsam, då de känner igen flera av symtomen.

Tabell 6:2

Autonoma nervsystemet		
Parasympati-cus-reaktion avslappning, vila, återhämtning		**Sympaticus-reaktion** arousal, stress, aktionsberedskap
-	1 Hjärta puls (blodtryck)	+
-	2 Blodkärl muskler armar och ben	+
+	3 Blodkärl buken	-
+	4 Blodkärl frontalloben (tankeförmågan)	-
+	5 Blodkärl huden, ansikte, händer och fötter jmf. "He got cold feet"	-
-	6 Svettning	+
+	7 Salivering	-
+	8 Sväljreflex	-
+	9 Matstrupe	-
+	10 Magsäck	-
+	11 Tolvfingertarm, tunntarm	-
-	12 Tjocktarm (colon)	+
-	13 Andning	+
-	14 Darrning, skakning (klonisk muskelaktivitet)	+
-	15 Muskeltonus (spänning)	+
-	16 Vaksamhet, uppspärrade ögon, vidgade pupiller ("svarta ögon")	+
-	17 Adrenalinutsöndring (stresshormon)	+

Tabellen kan presenteras i sin helhet eller i tillämpliga delar för att klargöra vad som sker i kroppen vid parasympaticus respektive sympaticusreaktion – lugn, vila, återhämtning respektive stress, upprördhet, ångest och ilska.

Respondent betingning – att lära sig reagera med känsla inför något nytt

Det klassiska exemplet på respondent betingning är Pavlov som lärde en hund att salivera (**BR**) på ringsignal (**BS**). **BR** står för betingad eller inlärd autonom reaktion och **BS** för betingat stimulus.

Den inlärningspsykologiska förklaringen av uppkomst av ångestsyndrom demonstreras tydligare av Watsons experiment med lille Albert.

Albert lärdes att få en automatisk sympaticusreaktion det vill säga att bli rädd för en råtta, som han tidigare hade tyckt mycket om att klappa. Watson, den första person som kallade sig behaviorist, ville undersöka om han kunde göra Albert rädd för råttan. Han gjorde på följande vis.

Watson presenterade den vita råttan för Albert, som då ville klappa den. I samma ögonblick utlöstes en sympaticusreaktion hos pojken genom ett plötsligt högt ljud. Två metallföremål slogs samman bakom hans rygg.

Det plötsliga och oväntade ljudet ett **OBS** dvs en medfödd trigger utlöste en sympaticusreaktion.

OBS ———— OBR
Plötsligt ljud   Sympaticusreaktion

Albert ryckte till och drog snabbt tillbaka sin hand. I detta ögonblick lät Watson råttan försvinna ur hans åsyn. Det motsvarar för Albert en flykt från råttan. I detta fall helt utan hans egen medverkan. Efter en stund lugnade han sig och sjönk ner mot parasympaticus. Från det tillfället utlöste råttan en automatisk sympaticusreaktion hos Albert som blev ledsen/rädd så fort han fick syn på den. Råttan hade blivit ett betingat stimulus (**BS**) – en inlärd trigger. Respondent betingning hade skett.

BS ———— BR
Råtta   Sympaticusreaktion

Att sätta sig i säkerhet – genom flykt eller undvikande – med sympaticusreaktionen aktiverad kan således leda till att respondent betingning uppstår. En koppling mellan ett tidigare neutralt stimulus och sympaticusreaktion skapas och detta stimulus får en bestående förmåga att utlösa sympaticusreaktion. Alla beteenden som på något sätt reducerar sympaticusreaktionen i en situation genom flykt, undvikande, aggressivitet eller stressbeteenden riskerar således att göra en situation eller företeelse till BS. Detta är den inlärningspsykologiska förklaringen till utveckling av ångestsyndrom och även accelererad eller betingad stress.

Watsons experiment har fått långtgående konsekvenser för att förstå hur människor hanterar olustiga, sympaticusladdade situationer och varför deras lidande ökar.

Att stanna hemma från jobbet för att man är rädd för chefen eller vantrivs skapar större obehag för jobbet på sikt. Det blir allt svårare att komma tillbaka ju längre man undviker. Att byta arbete om man vantrivs är en lämplig åtgärd, men att fly från obehag genom att endast stanna hemma och inte söka nytt arbete kan skapa olust och osäkerhet inför arbetssituationer generellt. Detta beror på respondent betingning.

Att ta en lugnande tablett eller dricka alkohol när man ska hålla en presentation, gör att man blir räddare för att hålla presentationer. Det känns tryggt i stunden, men skapar betingad rädsla.

Att undvika att tala med en person som man har stor respekt för, gör att man bara blir mera hämmad inför personen. Ju oftare man tvekar eller undviker personen desto mera befäst blir det betingade sympaticuspåslaget.

Att stressa genom att springa, skynda sig, inte ta sig tid att prata, göra allt så fort som möjligt gör att man ökar sympaticusreaktionen på jobbet. Stressbeteenden, att skynda sig vid förhöjd sympaticusreaktion i kroppen fungerar som säkerhetsbeteenden och bäddar för respondent betingning. Ökad automatisk stress.

Att vidta smärtlindrande beteenden såsom tablett, vila, värme, TNS, då ingen patologisk orsak till smärtan finns kan öka känsligheten. Om sensitisering sker (respondent betingning) leder det också till minskad tolerans mot smärta.

Generalisering

Det visade sig snart att Albert även triggades inte bara av råttan utan även av andra liknande föremål och situationer. En vit kanin, en bomullstuss på håll och slutligen en tomte med vitt skägg. Spridningen av den respondenta betingningen till liknande stimuli kallas generalisering och är vanligt vid de flesta ångestsyndrom men i synnerhet vid tvångssyndrom (OCD), GAD, panikångestsyndrom och social fobi. Patienterna flyr från sina skrämmande tankar med hjälp av sina olika säkerhetsbeteenden, vilket gör dem rädda för tankarna på vad som möjligen skulle kunna hända. Det leder i sin tur till allt flera undvikanden med ett alltmer begränsat livsrum och ett försämrat mående på sikt.

Att ordinera sjukskrivning, vila, återhämtning, försiktighet kan således vara direkt olämpligt då det kan leda till respondent betingning och generalisering.

Generaliseringen kan gå mycket fort. Panikångestpatienten, som haft sin första och avgörande panikattack i ett visst varuhus, kommer omgående att bli tveksam inför andra varuhus. Ju flera varuhus han undviker desto fortare går generaliseringen. Alla butiker kan så småningom bli betingade stimuli.

Operant beteende, flykt och undvikandebeteenden, samverkar med sympaticusreaktionen och orsakar respondent betingning.

7

Samverkan mellan operant och respondent inlärning

Utgångspunkten för KBT och de inlärningspsykologiska förklaringarna till ångestsyndrom och depression är att det sker en samverkan mellan den respondenta (autonoma) och den operanta inlärningen.

KBT-behandling bygger därför på att man, genom att förändra operanta beteenden kopplade till syndromet, påverkar den betingade sympaticusreaktionen. Genom att förmå patienten att avstå från alla sympaticusreducerande (ångestsänkande) flykt och undvikandebeteenden, kommer den respondenta betingningen på sikt att försvagas. Om man beter sig modigt så blir man modigare på sikt. Man får allt svagare sympaticusreaktion genom motbetingning (habituering).

Känsloupplevelser

Starka känslor – ångest, vrede, rädsla, stressupplevelse, glädje, entusiasm, lycka – är sammansatt av två delar[1]. En fysiologisk (**BR**) och en kognitiv del (**S**).

Den fysiologiska delen i känslan är framförallt hela eller delar av sympaticusreaktionen. Denna får sin känslovalör av en tanke eller den tolkning av situationen som ackompanjerar den. Emotioner kan tecknas på följande vis **BR/S** – sympaticusreaktion tillsammans med tanke eller tolkning av situationen.

Oavsett om aktiveringen av sympaticusreaktionen är ett obetingat (medfött) stimulus **OBS** eller ett betingat (inlärt) dito **BS**, så blir sympaticusreaktionen diffus rädsla och ingen tydlig känsla förrän varningshjärnan har bildat en uppfattning eller tanke **S** om situationen. Den fysiologiska delen av känslan är snabbare än tolkningen i en ny situation.

Som nämnt tidigare så är överraskande plötsliga ljud, plötsliga rörelser, att tappa balansen, höjder, stark smärta medfödda triggers (**OBS**).

OBS ———— OBR
Medfödd trigger   sympaticusreaktion

Om sympaticusreaktionen är inlärd (betingad) så kan i princip vad som helst vara ett betingat stimulus, då detta beror på tidigare erfarenheter med betingning/inlärning. Mycket vanligt är att tankar som man flytt från i sitt ältande[2] har

---

1 Stark glädje, entusiasm, eufori har dessutom ofta en kemisk del – dopamin (belöningscenter) som positiv förstärkning.
2 Wadström, O: *Sluta älta och grubbla – lättare gjort med KBT*

blivit betingade stimuli. Även tankar kan således trigga en specifik känsla och då fortsätter vanligen den triggande tanken att ge känslan dess valör.

BS ———————————— **BR/S-**
"Tänk om jag rodnar"   Sympaticusreaktion/tänk om jag rodnar = SKAM

Där det respondenta och operanta möts (**BR/S⁻**) blir känslans sammansatthet tydlig. Sympaticusreaktionen är inte självklart ångest utan ospecifik rädsla om inget hot kan identifieras. Men om tolkningen (**S**) av situationen visar ett hot, leder det antingen till flykt eller till kamp. Om en tanke är det triggande betingade stimulit (**BS**), då är känslovalören redan bestämd från start. Detta är fallet vid exempelvis förväntansångest. Tanken på vad som ska komma är den som startat sympaticusreaktionen.

Sympaticusreaktionen är inte självklart obehaglig. Den kan även upplevas lustfylld, som när barn skrämmer varandra till sympaticusreaktion med ett "Buh". De tycker att det är både skojigt och lite läskigt innan de har hunnit identifiera den ofarliga kamraten som skrämdes, för då blir det roligt. Sympaticusreaktionen är således inte självklart förknippad med dåligt mående. Den kan även ingå som en del i entusiasm, positiv upphetsning och eufori.

Det är därför ofta hjälpsamt att benämna känslan vid namn och se dess delar – dela upp den i sympaticussymtom och den ackompanjerande tanken – för att normalisera och desarmera den och inte reflexmässigt kalla känslan för" ångest".

Vi söker självmant sympaticusreaktion när vi tittar på något spännande, skräckfilmer, romantiska komedier, tittar på fotbollsmatcher, tävlar, datorspelar eller åker berg-o-dalbana. När vi självmant söker sympaticusreaktionen gör tolkningen av situationen känsloupplevelsen till något givande eller lustfyllt.

En grov översikt över känslor vid samverkan mellan sympaticusnivå och tolkning, tanke – **BR/S**.

Fig 7:1

Sympaticusnivå BR	+ Positiva tankar/tolkningar S	Obehagliga tankar/tolkningar S⁻
100	Eufori, Lycka, "jävlaranamma" Upprymdhet, Stark glädje	Panik, Ursinnig vrede, Ångest, Skräck
50	Entusiasm, Glädje	Rädsla Oro, Irritation, Missnöje
0	Förnöjsamhet, Avslappat lugn, Vila	Håglöshet, Kraftlöshet, Ledsnad

Med figur 7:1 i minnet skulle det vara mera hjälpsamt att inte tala om "ångest" utan istället om "sympaticus", då sympaticusreaktionen inte självklart är ångest. Sympaticusreaktionen feltolkas ofta av ångestpatienter. Det finns personer som inte vågat motionera, ha sex eller arbeta i trädgården på grund rädsla för pulsökningen. En morfar var förtvivlad över att han inte vågade träffa sina barnbarn. När han såg dem rördes han – sympaticuspåslag – och tolkade detta som en annalkande panikattack.

Till och med trötthet, en annalkande förkylning eller influensa eller magbesvär kan feltolkas som ångest av sensitiserade ångestpatienter.

Inte bara obehagliga känslor som rädsla, ilska och skam kan betingas respondent. Det är även möjligt att betinga avslappning – en parasympaticusreaktionen. Olika tekniker används i detta syfte exempelvis tillämpad avslappning där betingad avslappning ingår som ett steg. Även yoga och meditation torde möjliggöra betingad parasympaticusreaktion liksom biofeedback. Medveten närvaro där acceptans och tolerans mot känslan är ett inom KBT förordat förhållningssätt, för att förhindra att säkerhetsbeteenden kommer till användning.

Fortsättningsvis tar jag endast upp när betingningen handlar om olustkänslor, då det är detta som upplevs som problem, som man söker hjälp för.

Mowrers tvåfaktorteori

I Mowrers tvåfaktorteori **BS** —— **BR/S⁻** —— **R** —— **K⁻** är känslan den sammansatta delen **BR/S** där den respondent betingade reaktionen samverkar med startstimulit **S** i den operanta delen. Tanken/tolkningen **S** i känslan är avgörande för att kunna välja rätt beteende **R** för hur känslan ska hanteras. Är känslan olustig och hotande upplever man att den bör bekämpas antingen i strid eller med flykt för att nollställa eller minimera **BR/S**. Beteendet **R** förstärks negativt om konsekvensen innebär att obehaget **K⁻** reduceras.

Om jag exempelvis blir rädd **BR/S⁻** för en hund **BS** så leder min tolkning att detta är farligt **S⁻** till, att jag drar mig undan **R**. Mitt flyktbeteende **R** blir då negativt förstärkt eftersom rädslan **K⁻** försvinner. Samtidigt leder min flykt till att respondent betingning sker (jmf Albert). Jag blir än mera rädd för **BS** (hundar) då mitt autonoma nervsystem reagerar starkare med sympaticusreaktion inför hundar fortsättningsvis beroende på respondent betingning.

I tabellen nedan ges exempel på tankar som gör sympaticusreaktion till en viss känsloupplevelse och drivkraft i olika ångestsyndrom.

Tabell 7:2

Tvåfaktorteorin - faktorer 1 och 2

S —————— O —————————— R ———— K

	Respondent del faktor 1		Operant del faktor 2	
	"TRIGGER"	KÄNSLOUPPLEVELSE är summan av fysiologi + tanke	BETEENDE för att han- tera känslan	Konsekvens Negativ FÖRSTÄRK- NING
Formel	Startstimulus BS —————— BR/	Autonom betingad re- aktion	Tanke, tolk- ning av situa- tionen S- ——————	Flykt eller und- vikande R ————	Lindring av känsla K-
Specifik fobi	Orm	Sympaticus- reaktion	"Farlig, usch" RÄDSLA	Springer därifrån och skriker	Obehaget/ sympaticus för- svinner
Social fobi	Granskande ögon	Sympaticus- reaktion	"De ser att jag darrar och rodnar" SKAM, RÄDSLA	Döljer sig, drar sig undan, tackar nej, undviker mm.	Minskat sympa- ticus/ obehag
Panik- ångest	Låst situation + tung andning, yrsel, hjärtslag mm	Sympaticus- reaktion	"Jag kvävs och måste få luft" SKRÄCK	Springer ut, gör sig fri	Sympaticus sjunker
Tvångssyn- drom OCD	Ex vis person nyser i närheten	Sympaticus- reaktion	"Jag kan ha Coronavirus på mig?" RÄDSLA, TVIVEL	Tvättar händer, duschar i över- mått	Viss lindring av oro och tvivel
Generali- serat ångestsyn- drom GAD	Barnen ska gå till skolan (kan vara en inlärd signal BS för tanke genom ti- digare ältande)	Sympaticus- reaktion	"Tänk om de inte ser sig för i trafiken" OSÄKERHET, RÄDSLA	Förmanar och varnar, oroar sig och ältar	Ögonblicklig och tillfällig lättnad
Rädsla för mobbare	Ser sin plågo- ande på håll	Sympaticus- reaktion	"Han kom- mer häråt" RÄDSLA	Går åt motsatt håll	Nu slapp jag honom, "räd- dad".
Hypokond- riker häl- soångest	En fläck på huden	Sympaticus- reaktion	"Är det hudcancer?" OSÄKERHET, RÄDSLA	Gnuggar, kläm- mer, googlar, ringer 1177, söker läkare	Korta ögonblick av lättnad

Respondent betingning på flera sätt

Respondent betingning kan även ske utan direktkontakt med en konkret situation. Den kan förvärvas genom observationsbetingning. Om jag blir vittne till ett rån i en mörk park och flyr därifrån med sympaticuspåslag blir jag sannolikt betingat rädd för mörka parker och skogar.

Betingning kan även ske helt utan kontakt med något konkret över huvud taget. Om jag flyr från en skrämmande tanke med sympaticusreaktionen aktiverad med hjälp av distraktion eller tröstetankar, så kan det leda till att den skrämmande tanken blir ett **BS** (trigger). Sympaticusreaktionen kan ha uppkommit genom livlig fantasi, inlevelse eller genom en livfull berättelse, således av något kognitivt. Denna form av respondent betingning kallar jag informationsbetingning. Det som sker är att man flyr från sympaticusreaktionen och olusttanken (**BR/S**⁻dvs känslan) med hjälp av exempelvis logiska mottankar, distraktion, dagdrömmar, fantasier mm. Flykt och undvikande är här kognitiva[3]. Olusttanken i sig kan då bli ett betingat stimulus med förmåga att aktivera en betingad sympaticusreaktion. Detta sker dagligen och stundligen hos patienter med tvångssyndrom (OCD) eller generaliserat ångestsyndrom (GAD).

> Gemensamt för all ångestproblematik är att den drabbade försöker reglera sina känslor och sitt mående med hjälp av flykt och undvikanden – säkerhetsbeteenden. Det är säkerhetsbeteendena som möjliggör respondent betingning, så att man blir rädd för neutrala stimuli.

> Säkerhetsbeteenden lindrar i stunden men skapar och bäddar för lidande på sikt. I värsta fall för ångestsyndrom.

Då känslan saknar tolkning – är obegriplig

Sympaticusreaktionen aktiverar varningshjärnan i syfte att få den att bedöma situationen och upptäcka eventuell fara och för att göra det möjligt att välja adekvata säkerhetsbeteenden. Tolkningen eller bedömningen avgör om undvikande, flykt eller aggressivt beteende ska tillgripas. Utan tolkningen blir sympaticusreaktionen obegriplig och kan därmed bli mycket skrämmande, då man inte vet hur man ska agera för att skydda sig. Så beskriver många panikångestpatienter den första panikångestattacken. Man förstår inte vad som händer eller hotar och blir då rädd för de egna kroppsliga sensationerna – upplevd andnöd, hjärtklappning, yrsel mm. Det kan leda till att sensationer knutna till sympaticusreaktionen blir betingade stimuli exempelvis ökad puls, klump i halsen, muntorrhet eller andningsprovokation "tryck över bröstet".

---

3. Se Wadström, O: *När Mowrer inte räcker till – operant analys av ältande.*

Mycket hjälpsam är då att ge den psykoedukation beskriven ovan i samband med första panikattacken. Lämpligen ges informationen direkt på akutmottagningen. Detta kan vara tillräckligt för att förhindra fortsatt utveckling av ett panikångestsyndrom.

Om tolkning av situationen saknas och känslan är obegriplig tillgrips ibland helt irrelevanta säkerhetsbeteenden såsom självskadande.

Om man plågas av stark ångest – kraftig sympaticusreaktion och obegriplig ångest eller olust – vet man inte vad man ska göra, då kan självskadande vara ett alternativt flyktbeteende. Självskadande – att skära sig, rispa eller annat – är smärtsamt och stark smärta kan också utlösa sympaticusreaktion. Att smärtan vid exempelvis ryggskott eller njurstensanfall utlöser en sympaticusreaktion är känt.

Genom att tillfoga sig själv smärta så blir det dåliga måendet begripligt och därmed mindre plågsamt. Smärta är mindre plågsam än obegriplig ångest. Dessutom kan smärtan distrahera.

Sammanhanget beskrivs av följande formel.

S	O	R	K
Betingade stimuli	Autonom betingad re-aktion	Negativ tanke, tolk-ning av situa-tionen	Flykt eller undvikande från den jobbiga situ-ationen	Lindring av känsla
BS	**BR / S⁻**		**R**	**K⁻**
Oidentifie-rade och okända trig-gers	Sympatcus-reaktion	"Varför mår jag så dåligt? Jag står inte ut."	Skär sig.	Liten lättnad då måendet blir be-gripligt, plus kraft-full distraktion.

Negativ förstärkning ökar sannolikheten för att självskadandet upprepas vid framtida obegripliga sympaticusreaktioner.

Man kan heller inte bortse från att det även finns tankar på eventuella positiva förstärkningar som självskadandet kan förväntas medföra senare. Omgivningens agerande och åtgärder kan ge förstärkning. Ibland kallas sådana inte alltid medvetna förstärkningar för "sjukdomsvinst", exempelvis att slippa vänta på läkartid och gå före i vårdkön, få direkt tillgång till överläkaren, få medicin utskriven eller lugnande injektioner, bli inlagd och till och med få gemenskap med en egen personal som extravak efter suicidförsök.

Suicidförsök och självskadande beteende

Kirk Strosahl, en amerikansk behavioristisk psykolog, hävdade i en föreläsning vid ACT-kongressen (Acceptance and Commitment Therapy) i Linköping 2003, att just dessa fördelar som omgivningen ger efter självmordsförsök är så förstärkande att självmordsförsök och självskadebeteenden blir mera sannolika i framtiden.

Problemet är att omgivningen vid upprepning vänjer sig vid, habituerar till de 'halvhjärtade' självmordsförsöken. Därmed blir omgivningen allt mindre benägen att reagera och tillmötesgå patienten, vilket leder till att förstärkningarna uteblir. Patienten stegrar då allvaret automatiskt i en formningsprocess och sannolikt helt oreflekterat – utsläckningskulmen – för att åter få de förväntade förstärkningarna. Den minskade reaktionen från vården och omgivningen lurar därmed oavsiktligt till allt riskablare beteenden.

Strosahls tes var att den säkraste prediktionen för fullbordade självmord var flera tidigare försök i en formningsprocess (shaping). Den svåra frågan är då hur man kan och bör agera för att inte förstärka svårt självskadande eller suicidförsök?

Teoretiskt borde ett tidigt och begynnande självskadande ignoreras fullständigt för att inte formningsprocessen ska starta. Etiska överväganden kan dock göra detta svårt. Dessutom måste hela omgivningen vara enig för att uppnå ett hundraprocentigt konsekvent bemötande. Risken är annars intermittent förstärkning, vilket är förödande.

Patienten måste i så fall i förväg informeras och kognitivt övertygas om omgivningens enighet kring ett "nonchalant" bemötande av eventuella självmords- och självskadande beteenden för att minimera utsläckningskulmen. Etablerande omständigheter i form av exempelvis långa väntetider måste dessutom undvikas, för att inte göra beteendena mera lockande.

Självskadande och suicidförsök kan genom sina sociala konsekvenser leda till "beteendesmitta" – imiteras. Den inlärningspsykologiska förklaringen är vikariell förstärkning, vilket innebär att personer förstärks av iakttagelser, berättelser och information om hur andra har bemötts vid självskadande och suicidförsök.

Läkardilemma 1 igen och dess långsiktiga konsekvenser

Om vi åter föreställer oss det inledande exemplet i början av boken där väntrummet är fullt med patienter och där en försening på en halv timma har uppstått. Dessa två etablerande omständigheter ger naturligtvis upphov till stress (ökad sympaticusreaktion) och det blir angeläget och förstärkande att få den envisa och påstridiga patienten ut ur rummet.

När läkaren gör det beteende som krävs för att förmå patienten att gå, då blir det beteendet kraftfullt förstärkt.

Samtidigt har patienten blivit förstärkt att fortsätta att vara påstridig och aggressiv, hennes oro för ett nej har försvunnit. Hon har även blivit positivt förstärkt, då hon fick det hon ville ha.

Det som sker kan beskrivas på följande vis utifrån läkarens perspektiv;

S	O		R	K
"TRIGGER"	Läkarens KÄNSLOUPP-LEVELSE är summan av fysiologi & tanke		Läkarens BETEENDE för att hantera känslan	Konsekvens/ Negativ FÖRSTÄRK-NING
Betingat sti-mulus	Autonom betingad re-aktion	Negativ tanke, tolk-ning av situ-ationen	Flykt eller undvi-kande från den jobbiga situatio-nen	Lindring av känslan
BS ——— BR/		S⁻ ———————	R ———————	K⁻
Gråtande alt. (aggressiv) patient ber om olämpligt recept/sjuk-skrivning.	Sympati-cus-reaktion	"Det går inte att säga nej för då kan det eller det hända." OTÅLIGHET, STRESS	Skriver ut recep-tet trots insikten att det inte är helt rätt. Sjukskri-ver trots att detta är olämpligt.	Obehaget försvinner i stunden

Situationen med den aggressiva patienten är en direkt parallell till Albert och råttan. Läkaren – Albert – har förhöjd sympaticusreaktion i kroppen och upplever situationen som pressande. Flyktbeteendet är lockande och innebär att ge efter för känslan och göra patienten till viljes, vilket gör att hot och obehag upphör omedelbart. Notera att läkaren "flyr" med ett pågående sympaticuspåslag och sina tankar knutna till situationen. Genom respondent betingning kommer nu läkaren att lättare att få triggat sympaticuspåslag inför kommande liknande patienter. Betingningen[4] gör läkaren mindre modig och mindre benägen att stå emot påstridiga patienter och det kommer att bli allt svårare att hävda sin pro-fessionella bedömning i framtiden, samtidigt som patienten blir mera påstridig.

Nedan visas schematiskt hur samspelet mellan patientens beteende påver-kar läkaren och hur dennes svarsbeteende förstärker patienten som i en 'par-dans'. Det är viktigt att vara observant på pardansen för att inte locka fram och förstärka oönskat beteende hos den andre och genomskåda de förstärkningar de egna beteendena får;

---

4 För att vara helt korrekt så är en aggressiv persons bleka ansikte, uppspärrade svarta ögon (vidgade pupiller) ett naturligt skrämmande stimulus ett obetingat (medfött) stimulus (OBS) och sympaticusreaktio-nen är därför en obetingad reaktion (OBR). Så är det första gången det händer, men detta är av mindre betydelse i sammanhanget, när respondent betingning väl skett då blir situationen i sig ett betingat stimulus.

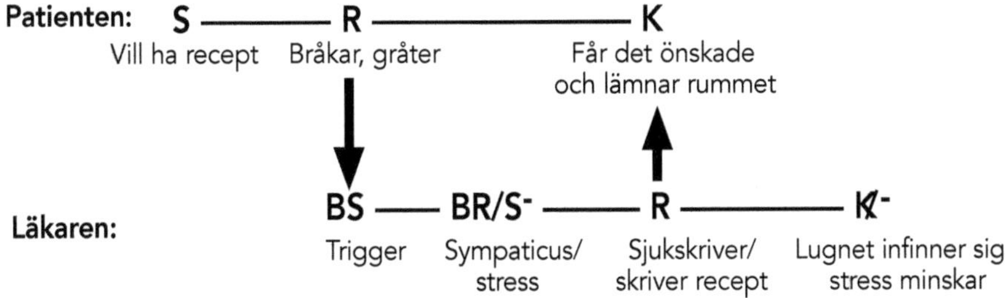

Samspelet ovan leder sannolikt till att patienten gråter och bråkar mera hos läkaren och flera recept av viss sort och mera sjukskrivande hos läkaren.

Möten mellan människor innebär att den enes agerande fungerar som start-stimuli och förstärkningar eller bestraffningar för den andres beteende och tvärtom. Ofta är förstärkningarna subtila och svårupptäckta. Omärkligt formas därför våra framtida beteenden i små steg.

Det innebär att vi kanske helt omedvetet får vanor och rutiner som blir till slentrian. Vi får också möta beteenden som andra läkare har förstärkt, när vi för första gången möter patienten. Detta beroende på generalisering.

Behandling av betingad ångest/ångestsyndrom – ominlärning i autonoma nervsystemet

Den som undviker att utmana sina rädslor blir allt räddare att göra det framdeles på grund av respondent betingning.

Kopplingen mellan **BS** och **BR/S⁻** – mellan trigger och känsla – kommer att etableras allt fastare (respondent betingning) som en följd av upprepade flykt-beteenden **R**. Upprepningarna kan på sikt komma att forma ett fobiliknande beteendemönster och tillstånd.

Albert kunde botas genom att han fick umgås med råttan – exponering för sin **BS** (sin trigger) – utan att fly från eller undvika den – responsprevention. Expo-neringarna måste ske vid upprepade tillfällen och responspreventionen måste alltid hållas. Till en början triggar detta naturligtvis sympaticusreaktioner med upplevt obehag. Men allteftersom habituerar eller avtrubbas känsligheten hos det autonoma nervsystemet genom motbetingning. Förloppet är det rakt mot-satta till när den obefogade rädslan resulterar i att säkerhetsbeteenden används.

Råttan slutade efter upprepade exponeringar att trigga Alberts sympaticusreaktion, då frånvaron av säkerhetsbeteenden "bevisar" för det autonoma nervsystemet att det betingade stimulit är ofarligt. Motbetingning har då skett.

På samma sätt måste ångestpatienter låta sig exponeras för sina ångesttriggande betingade stimuli vid upprepade tillfällen, utan att tillgripa något över huvud taget för att lindra sympaticusreaktionen eller motverka olusttankar. Sympaticusreaktion måste tillåtas sjunka i närvaro och under exponering av betingade stimuli. Att med hjälp av kognitivt beteende såsom logiska resonemang eller lugnande självprat påverka det autonoma nervsystemet är omöjligt. Det kan istället leda till ökade problem genom informationsbetingning, om det lugnande (själv)pratet används i de jobbiga situationerna. Detta sker vid ältande.

Den person som ska komma tillrätta med en betingad rädsla eller fobi bör vara medveten om att det till en början känns värre än att använda säkerhetsbeteenden, men att syftet kommer att nås fortare om man agerar frimodigt och djärvt. Information om detta blir en etablerande omständighet (**EO**) som gör behandlingen mera meningsfull (förstärkande). Hopp uppstår när en framtida konsekvens som tanke blir medveten och förstärkande i stunden.

Det är viktigt att känna till att en fobi aldrig kan avbetingas. Har man en gång blivit betingat rädd för något, kan den kopplingen i nervsystemet aldrig utraderas eller nollställas helt. Den kan dock hållas i schack genom fortsatta exponeringar med responsprevention – fortsatt modigt utmanande beteende. Till en början tätt och med tiden allt glesare (intermittent).

Om patienten med eller utan avsikt inte exponeras för sina betingade stimuli under en tid kommer spontan återhämtning att ske. Den respondenta betingningen växer sig då sakta starkare helt automatiskt. För att säkra behandlingsresultatet måste således personen fortsätta att bete sig som om rädslan eller ångesten inte finns där. Man måste fortsätta bete sig modigt för att inte åter bli rädd.

Tandvårdsfobiker som behandlats med framgång och som därefter slagit sig till ro då tänderna nu blivit åtgärdade drabbades av spontan återhämtning efter några år. De hade underlåtit att besöka såväl tandläkare som tandhygienist.

För stenåldersmänniskan var den spontana återhämtningen livsviktig. Man får inte glömma att en viss fiende är farlig även om man inte stöter på honom under en mycket lång tidsperiod.

Behandling med exponering med responsprevention ser ut på följande sätt.

S —————— O —————— R ——— K

Respondent del		Operant del	
"TRIGGER"	KÄNSLA är summan av fysiologi + tanke	BETEENDE för att hantera känslan	Negativ FÖR-STÄRKNING
Startstimulus	Autonom betingad reaktion / Tanke, tolkning av situationen	~~Flykt och undvikan-debeteenden~~ görs inte	Ingen omedelbar lindring. Känslan kvarstår och till-låts sjunka i egen takt

BS ——— BR / S- ——————— R̶ ——————— K⁻

| Exponera för alla BS | Känslan noteras men... | accepteras och ingenting görs för att reducera obehaget (sympa-ticusreaktionen) = responsprevention | Obehaget kvar (sympaticus till-låts 'självdö') |

Behandlingen kan upplevas skrämmande och obehaglig även om den genomförs enligt en försiktigt stegrad hierarki. Obehaget måste tillåtas sjunka i närvaro av **BS** ("triggarna").

> Gällande princip; man blir inte modigare av att bete sig som om **BS** vore farligt, men man blir tryggare, tål rädsla och obehag om man vågar stå kvar med olusttanke och sympaticusreaktion. Motbetingning sker.

Läkarens dilemma åter igen

Om vi överför resonemanget ovan på läkaren i den pressade situationen så måste denne stå för och förklara sin bedömning och inte tillgripa något för att fly undan. Inte ge efter och förkorta patientmötet på grund av känsloupplevelsen och som strider mot sin medicinska bedömning. Detta kan innebära obehagligt bemötande inte bara från patienten utan även från kollegor och chefer.

En psykiaters vittnesmål:

"Det handlar om att upprättelsen (förstärkningen) vanligen kommer långt efter man har vågat "sätta gränser" och hävdat sin professionalitet.

En medelålders patient har stått på centralstimulantia för ADHD i mer än 10 år, med för högt blodtryck, för hög dos och fel medicin det vill säga bara kortver-

kande – den mest missbruksbenägna medicinen av de möjliga. Hen kan tidigare eventuellt ha missbrukat amfetamin. Detta är en ny patient för mig, som ny läkare på mottagningen.

När jag möter hen i mitt första möte säger jag, att jag inte kan stå bakom den förskrivna medicinering som hen är ordinerad och att vi måste sätta ut medicinen för att göra en blodtrycksutredning följande våra behandlingsprotokoll. Hen skriker till sist – "Jag skiter i mitt blodtryck, jag ska ha min medicin!". Vi avslutar samtalet och sjuksköterskan som följt trycket under åren, kommer in och säger att hon känner hen väl och att hen alltid argumenterat för sin medicin och höga dosering.

Det isar lite i personalrummet när jag tar kaffe. Den nya doktorn är besvärlig, gör patienterna missnöjda. Jag ordnar ett patientmöte tillsammans med enhetschefen för att hantera klagomålet mot mig, hen kommer påläst med många synpunkter varför medicinen inte skall ändras. Jag får dock stöd av chefen och vi avslutar med att utredningen kommer att göras och att medicinen sätts ut under tiden.

Sex månader senare återkommer patienten och vill sättas in på medicin igen. Patienten mår fysiskt mycket bättre. En kommentar undslipper hen – "Hur kunde de låta mig gå med högt blodtryck i så många år? Du räddade kanske livet på mig."

Varför hade ingen vågat gå emot hen tidigare? Naturligtvis på grund av den starka reaktion de mötte hos hen. Ärligt gav hen mig också ett starkt stresspåslag. Jag ältade olika diskussionsförslag nattetid och det tog sex månader innan min upprättelse och den verkliga förstärkningen kom tillbaka till mig, som ett erkännande. Lättnaden kunde jag känna fysiskt: jag gjorde rätt och patienten blev till slut nöjd eller åtminstone förstod behandlingsupplägget.

Som läkare behöver man gå igenom några sådana här fall, innan man vågar tro på sig själv och vågar förstärka sig med tanken på att man gör det som är rätt på sikt. I synnerhet när man blir illa omtyckt av övrig personal för att man ställer till besvär för dem eller gör patienten ledsen."

Såväl läkare som patient kommer på sikt att må bättre, om läkaren står på sig trots den sympaticusladdade situationen. Risken finns att patienten listar sig på annan vårdcentral, men det får inte vara skäl för att göra onödiga eller felaktiga medicinska interventioner. Förhoppningsvis kommer läkaren på den nya vårdcentralen att agera på samma beslutsamma sätt.

Det är klokt att agera bestämt redan vid det första mötet då en frustrerad, krävande patient önskar något olämpligt eller medicinskt omotiverat. Alltid viktigt och särskilt angeläget om kontakten blir långvarig. Ett under längre tid väletablerat påstridigt beteende hos patienten är svårare att utsläcka och kommer att kulminera kraftigare om och när patienten inte längre tillåts bestämma.

Summering – uppkomst och behandling av ångestproblematik enligt KBT

Fobier och liknande problem uppkommer genom flykt och undvikandebeteenden i samband med aktiverad sympaticusreaktion. Den inlärning som sker är klassisk eller respondent betingning och får vanligen långsiktiga konsekvenser.

- Det man undviker eller flyr från, bekämpar eller reducerar på annat sätt med hjälp av säkerhetsbeteenden kommer att bli betingade stimuli (triggers) med förmåga att utlösa sympaticusreaktion.
- Problemen kommer att generaliseras till nya och liknande situationer. Frihetsgraderna minskar därför alltmera, då man fortsätter att använda säkerhetsbeteenden även i nya situationer.
- Sannolikheten ökar att prövade och effektiva flykt och undvikandebeteenden (säkerhetsbeteenden) kommer att användas igen och igen och blir till en oreflekterad vana, rutin, slentrian.

Enda sättet att agera inför sina **BS** för att undvika långsiktiga konsekvenser är att agera som om olustkänslan är ett betydelselöst falskt alarm, som inte bör beaktas utan ska nonchaleras.

Typiskt gång vid beteendeterapeutisk behandling

Gången vid beteendeterapi ser mycket olika ut beroende på terapeut, problem och patient, men syftar alltid till förändring av oönskade, skadliga beteenden exempelvis sådana som vidmakthåller ångest eller beteenden som av andra orsaker är oönskade. Här presenteras "generisk" beteendeterapi.

Diagnoserna i DSM 5 specificeras ofta med en beskrivning av beteenden och känslor. Vid beteendeterapi syftar man till att förändra de beteenden som är en del i syndromen – antingen som en konsekvens av lidande och känslor, beteenden som används för att bemästra eller hantera känslor eller beteenden som är en direkt del av eller utgör själva syndromet.

Beteendeterapi syftar till förändring av de beteenden som skapar, vidmakthåller lidande eller sänker livskvalitet eller beteenden som utgör själva problemet.

Det gäller alltså att förmå anorektikern att förändra beteenden som att börja äta normalt utan kaloriräknande, inte väga sig oupphörligt, inte överträna, sluta googla på matsajter, äta varierat utan undvikanden mm. När dessa beteendemål är uppnådda föreligger inte längre syndromet rent praktiskt. På längre sikt kommer patienten då att må allt bättre med minskat lidande och allt mindre fixering vid mat och ätande. Att bli kvitt själva lidandet, känslan eller ångesten kommer dock senare som en konsekvens av de förändrade beteendena. Enligt KBT-syn kan man inte först ta bort ångesten för att uppnå beteendeförändring. Man kan inte ta bort abstinensen före tillnyktringen.

Förändringen sker utifrån (beteendet) och in (känsla och tankar) på sikt. Känsla och tankar förändras som en konsekvens av beteendeförändring.

Det gäller att förmå den autistiska pojken att sluta slå huvudet i väggen, den unga flickan att sluta skära sig, den sociala fobikern att sluta isolera sig, anorektikern att äta normalt, missbrukaren att sluta ta droger och den kriminelle ynglingen att bete sig inom lagens råmärken.

KBT går ut på att göra önskvärda beteenden mera värdefulla än de oönskade. De oönskade beteendena bör helst inte längre få förstärkning. Om de inte längre tjänar något medvetet eller omedvetet syfte kommer de att utsläckas.

Tillsammans med patienten bestämmer man vilka beteendemål som man ska ha. För att nå dessa måste man förstå beteendenas orsaker. Det sker i en beteendeanalys även kallad funktionsanalys. Med hjälp av analysen väljer man lämpliga åtgärder och metoder. Förutom det psykologiska kan analysen visa på oegentligheter i patientens liv som behöver åtgärdas, såsom ekonomiska bekymmer, sociala omständigheter, relationsproblem och arbetsrelaterade faktorer. Huvudsyftet med analysen är dock att avslöja vilka funktion det vill säga förstärkningar de oönskade beteendena har för patienten och hur man kan förmå patienten att förändra sin beteenderepertoar. En förändring som gynnar patienten på lång sikt.

Psykofarmaka exempelvis SSRI-preparat kan underlätta beteendeförändringen och är i vissa fall nödvändiga.

Utgångspunkten för KBT-behandling är att med inlärningspsykologiska och pedagogiska medel åstadkomma förändring av kritiska överskotts och underskotts-beteenden. Måendet är aldrig det primära målet, då detta kommer att förbättras på sikt som en långsiktig konsekvens av beteendeförändringen.

När alkoholisten eller personen med spelberoende slutar dricka respektive spela, då kommer han på sikt att må allt bättre även om behandlingen till en början ger ett ökat lidande – abstinens. Personer med ångestsyndrom får också ökat obehag till en början då de utmanar sin rädslor.

Gången vid behandling följer fyra steg

- topografisk analys (specificera kritiska beteenden som överskotts- resp. underskotts-beteenden),
- beteendeanalys/funktionsanalys av överskott och underskott (avslöja de kritiska beteendenas funktion/vad som förstärker dem),
- val av åtgärder utifrån beteendeanalysen för att åstadkomma beteendeförändringarna samt

- implementering av åtgärderna. Parallellt med hela processen sker mätning av beteenden och/eller med formulär.

Här beskrivs behandlingsgången för två olika problem Tvångssyndrom (OCD) 1 och Självskadande person 2.

Patientexempel med tvångssyndrom med pedofiltankar (OCD) 1

Nybliven pappa med tidigare tvättvång, som nu fått tvivelstankar om att han eventuellt skulle, helt mot sin vilja, kunna eller råka begå pedofilhandlingar. Hans skrämmande tvivelstanke "Tänk om jag är pedofil?", "Tank om jag skulle förgripa mig på mitt barn!"

Varje behandling startar med att intervju där patienten får beskriva sitt problem och terapeuten ställer frågor som kan ge en uppfattning om allvarlighet, hur länge och annan speciell och viktig information. Patienten berättar om sin rädsla och bedyrar i detta fall att han aldrig har haft lust eller tankar år detta håll, men att dessa hemska tankar nu har dykt upp från ingenstans. Terapeuten "samlar" på beteenden till sin topografiska analys. Allt patienten gör på grund av och för att hantera problemet, tvivelstankarna, rädslan och osäkerheten noteras.

Topografisk analys

Beteendena delas upp i överskottsbeteenden – som bör minskas eller fås att upphöra och underskottsbeteenden eller saknade beteenden – som bör fås att öka. Syfte med behandlingen är att "normalisera" beteenderepetoaren och förmå patienten att bete sig som om han inte hade problemet.

	ÖVERSKOTT	**UNDERSKOTT**
Motoriska beteenden	Går omväg runt lekplats för barn. Byter TV-kanal då barn visas. Googlar på ord som "incest" och "pedofil". Frågar frun om hon anser/tror att han är pedofil.	Byta blöja på bebisen. Vara ensam med bebisen. Bada bebisen. Vara ensam i rum med annat barn över huvud taget. Titta på barnprogram eller program som handlar om barn. Ta brorsbarnen i knät.
Kognitiva beteenden Tvångstankar är tröstande tvångs-beteenden)	Ältande med motbevis (tvångs-tankar) om att inte attraheras av barn. Ängsligt skannande av mage och skrev efter "någon" känsla, som inte får finnas, ffa då barn är synligt/i närheten.	
Autonoma beteenden	Hjärtklappning, andnöd, orolig mage	

Beteendeanalys/funktionsanalys

Vid tvångssyndrom gäller generellt att patienten använder sina tvångsbeteenden för att undanröja osäkerhet, tvivel, obehag. Omväxlande används fyra typer av tvångsbeteenden.

Tvångsbeteenden kan kategoriseras på följande vis:

A. Handlingar (motoriska tvångsbeteenden),

B. Tvångsundvikanden (underskott),

C. Återförsäkringssökande tvång (frågor och försåtligt sökande efter motbevis),

D. Tvångstankar/tröstetankar (d v s lugnande självåterförsäkringar i ältande dvs kognitiva överskottsbeteenden).

Observera att termen " Tvångstankar" (D) ofta används felaktigt för de tvingande olusttankarna och tvivlet vid OCD. Det gör tvångssyndromet helt obegripligt. Även psykologer, psykiatriker benämner tvivelstankarna som "tvångstankar", vilket gör OCD mycket skrämmande. Exempelvis "Han hade tvångstanken att skulle kunna våldta sin baby"! Detta låter som om han inte kan motstå att våldta barn, när han i själva verket är extremt rädd för att göra just detta. Blotta tvivelstanken – "Tänk om jag är pedofil" – ger honom svår ångest och tvingar honom att vidta helt onödiga tvångsbeteenden (säkerhetsbeteenden) för att förhindra att det sker. Man kan säga att OCD ofta är felaktig rädsla för att göra sig själv eller annan illa eller att själv begå någon tabuhandling, vilket tvingar till onödiga överbeskyddande säkerhetsbeteenden.

I beteendeanalysen av OCD har vanligen alla beteenden en av två funktioner; att reducera, undanröja befintlig osäkerhet, tvivel och oro **flyktbeteenden** eller att förhindra att osäkerhet, tvivel och oro ska uppkomma **undvikandebeteenden**.

"TRIGGER"	Patientens KÄNSLA är summan av fysiologi & tanke		Patientens BETEENDE för att hantera känslan	Konsekvens/ negativ FÖR-STÄRKNING
Betingat stimulus **BS**	Autonom betingad reaktion **BR**	Tankar, tolkning av situationen **S⁻**	Hanterar den jobbiga situationen **R**	Sympaticusreaktion reduceras **K⁻**
"Ska byta blöja och vara ensam med baby."	Sympaticusreaktion	"Tänk om jag förgriper mig på barnet" TVI-VEL, OSÄ-KERHET, SKRÄCK	Vägrar utföra blöjbytet.	Lättnad genom sänkt sympaticus, "Jag vet att jag inte gjort något"

Samtliga beteenden i den topografiska analysen bör bli föremål för analys. Flera av beteendena har vanligen samma funktion och kan därför klumpas ihop. I analysen avslöjas beteendenas funktion – förstärkning. Vid tvångssyndrom och ångestsyndrom över huvud taget är funktionen oftast att undvika eller reducera ångest, tvivel och osäkerhet.

För att kunna genomföra behandling måste också situationer och föremål som utlöser ångest BS (triggers) kartläggas. Då dessa senare ska användas för exponering i behandlingssyfte. En korrekt genomförd beteendeanalys identifierar även oegentliga icke psykologiska miljöfaktorer exempelvis sociala, ekonomiska, yrkesmässiga omständigheter som bidrar till problemet, så att dessa om möjligt kan rättas till. Beteendeförändringen bör om möjligt ske till en optimal miljö.

Exempel på BS (triggers) i detta fall; byta blöja, vara ensam med barnet, ha barn i knät, se barn på TV exempelvis barnprogram, gå/vistas nära lekplats med lekande barn.

Val av åtgärder och implementering

Vid ångestproblematik är regeln att använda Exponering med ResponsPrevention. (ERP) för att habituera eller avtrubba känsligheten för triggers. Det gäller således att låta sig exponeras för ångestväckande föremål och situationer utan att ta till något beteende för att minska eller undvika obehag. Detta leder långsamt till motbetingning med minskat obehag på sikt. Tvivelstankarna är kvar en längre tid men även de kommer att förkomma allt glesare. Beteendeförändringen syftar till att inte göra något alls för att sänka sympaticus eller undanröja osäkerhet. Det vill säga bete sig som om man inte hade OCD.

Behandling visad i paradigmform

"TRIGGER"	Patientens KÄNSLA är summan av fysiologi & tanke		Patientens BETEENDE för att hantera känslan	Konsekvens i det korta perspektivet BESTRAFFING
Betingat stimulus **BS**	Autonom betingad reaktion **BR**	Tankar, tolkning av situationen **S⁻**	Hanterar den jobbiga situationen **Ŕ**	Sympaticus stannar och avklingar i närvaro av **BS** och **K⁻**
Patienten **exponerar sig** för sina **BS** i syfte att skapa sympaticus	Sympaticus-reaktion	Patienten **accepterar** OSÄKER-HET, OLUST och ev ÅNGEST	Patienten **avstår varje beteende som reducerar oro och ångest**	**Kvardröjande obehag,** men motbetingning sker med **minskad ångest och tvång på sikt**

ERP och beteendeterapi över huvud taget är inte någon "quick fix" vilket är viktigt för patienten att känna till, annars är det lätt att tappa tilltro till behandlingen. För att motivera till beteendeförändring undervisas vanligen patienten om de inlärningspsykologiska principer som leder till sämre mående respektive bättre mående och tillfrisknande. Detta sker vid den så kallade psykoedukationen.

Behandlingsutvecklingen kan i korthet beskrivas på följande vis. När man gör rätt och inte använder sina flykt och undvikandebeteenden, då ökar till en början obehaget – ökad sympaticus och värre olusttankar. Detta kan beskrivas som en övergående abstinens (A i figuren). På sikt sker ominlärning genom motbetingning av reaktionsmönstret. En ökad tolerans mot triggande stimuli uppstår och därmed sinnesfrid. Förloppet vid lyckad behandling framgår av figuren. Tvivelstankarna kvarstår längre än sympaticusreaktionen (B), vilket är viktigt att påpeka för att minska risken för att återfalla i tvångsbeteenden vid framtida tvivelstankar.

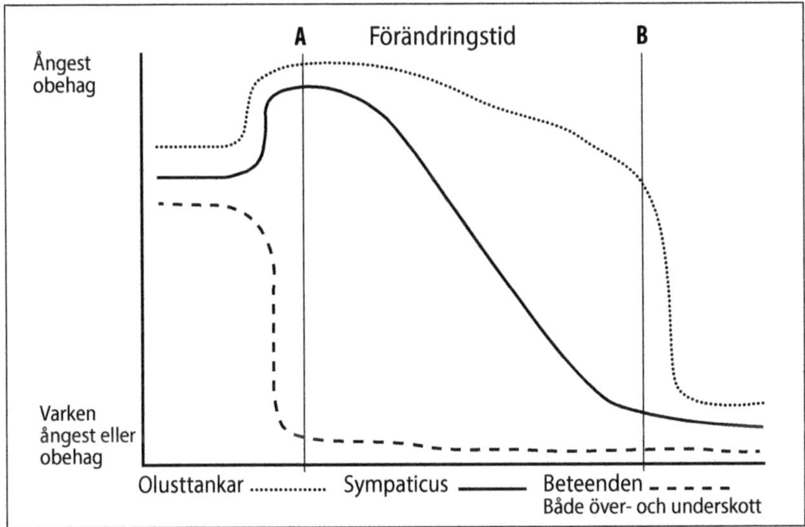

Behandlingsresultat följs upp med registrering av några överskotts- och underskotts-beteenden och med olika standardiserade formulär.

När kriterierna för OCD enligt DSM 5 och tvångsbeteendena har minskat till mindre än en timma sammanlagt per dag kan behandlingen anses vara lyckad även om tvivelstankar, osäkerhet och obehag dröjer kvar. Patienten måste vara beredd på att tvivelstankar kommer att dyka upp under hela livet, men att detta kommer att ske alltmera sällan. Det gäller att vara på sin vakt mot detta för att inte falla för att återta tvångsbeteenden. Åtgärder för att förhindra återfall diskuteras vanligen i en vidmakthållandeplan. Undervisning om beteendeterapins fundament – inlärningspsykologi – är viktigt för att "vaccinera" patienten mot återfall.

Patientexempel med självskadande 2

Topografisk analys

I kartläggningen eller anamnesen söker man de situationer, händelser eller kroppsliga tillstånd som utlöser episoder av självskadande. Man söker även andra överskotts- eller underskotts-beteenden. Patienten kan exempelvis sakna viktiga sociala beteenden, färdigheter som att inte ta initiativ eller direkta undvikanden av andra – beteendeunderskott.

Topografisk analys

	ÖVERSKOTT	UNDERSKOTT
Motoriska beteenden	Skär sig i armarna M = 5 ggr/mån. Sover på dagarna. Tittar på serier. Grälar och skäller på nära personer. Håller sig undan.	Ta kontakt, initiativ till att umgås med vänner. Fysiskt aktiv/vistas utomhus. Småprata med kompis. Anförtro sig/lita på annan. Skoja med kamrater.
Kognitiva beteenden	– Livet meningslöst – Alla är taskiga mot mig – Jag är ful och motbjudande – Jag är ensam och ingen bryr sig om mig	
Autonoma beteenden	Illamående Fryser Orolig mage	

Självskadandet tycks utlösas (BS triggande stimuli) av ensamhet, nedlåtande blick från kamrat, hånfull kommentar från kamrat. Patienten verkar vara hypersensitiv för kamraters subtila beteenden som leder till att hon känner sig utanför.

Beteendeanalys/funktionsanalys

Vid beteendeanalysen letar man efter vad som förstärker självskadandet och andra kritiska beteenden. Man letar efter fördelar beteendet ger patienten. Kraftfulla beteenden som självskadande generaliseras lätt till nya situationer och kan där ge andra förstärkningar. Det kan således ha olika funktion vid olika tillfällen och situationer. Det kan exempelvis användas för ångestlindring (negativ förstärkning) i vissa situationer och för att få omtanke, gemenskap (positiv förstärkning) i andra situationer och effektivt göra slut på ensamheten (negativ förstärkning) i åter andra situationer.

Självskadandet har minst en viktig förstärkning/funktion annars skulle det inte användas. Enligt analysen ersätter självskadandet brister i beteenderepertoaren.

"TRIGGER"	Patientens KÄNSLA är summan av fysiologi & tanke		Patientens BETEENDE för att hantera känslan	Konsekvens i det korta perspektivet BESTRAFFING
Betingat stimulus	Autonom betingad reaktion	Tankar, tolkning av situationen	Hanterar den jobbiga situationen	Sympaticus stannar och avklingar i närvaro av BS
BS	**BR**	**S⁻**	**R**	**K̶⁻**
Ensam, "Ingen gillar mig", "De log när jag kom in i rummet".	Sympaticusreaktion	"De tycker att jag dum och ful" ÅNGEST, ILSKA, ÖVERGIVENHET, SKAM och OSÄKERHET	Patienten åsamkar sig smärta.	Distraktion från tankar och känsla och en förklaring till sympaticus (stark smärta ger sympaticus och detta ger en känsla av visshet), självömkan och även till omgivningens medkänsla **K⁺** och uppmärksamhet (= tillfälligt slut på ensamheten).

Självskadandet har i detta fall två funktioner. Dels att distrahera tankar och att kamouflera ångest som smärta, men också att få slut på övergivenhetskänslan och ensamheten genom den omtanke och sympati som omgivningen ger. Det senare kallas ibland "sjukdomsvinst" i dagligt tal.

Val av åtgärder för behandling

Beteendeanalyserna gör det möjligt att se lämpligt sätt att bemöta respektive beteende. När man förstår vilka funktioner (förstärkningar) självskadandet har, då har man åtminstone en teoretisk möjlighet att se till, att det inte vidmakthålls genom att tillhandahålla förstärkning. I bästa fall kan man göra det meningslöst så det utsläcks helt. Man har också möjlighet att hitta andra mindre skadliga beteenden (underskott) som har samma funktion som gör självskadandet onödigt. Kan man finna alternativa underskottsbeteenden med samma funktioner som självskadandet, då kan dessa ersätta självskadandet om de får förstärkning samtidigt som självskadandet förlorar förstärkning.

Såväl kognitiva tekniker som praktiska åtgärder tillämpas – allt ifrån undervisning om inlärningspsykologi, autonoma nervsystemets inlärning, övertalning till att etablera nya omständigheter med hjälp av undervisning och motiverande samtal. Konkreta förstärkningar måste alltid beaktas och påverkas.

Behandlingen följer tre spår

Det gäller att göra klienten mindre sårbar och känslig för ensamhet och andra personers svårtydda attityder och subtila beteenden. Det kan ske genom en kombination av responsprevention vid exponering (ERP) och genom att förmå patienten att se och tolka andra människors beteenden och attityder mera välvilligt.

ERP går ut på att exponera personen för sina BS (triggers) såsom ensamhet, samtidigt som patienten avstår från sitt självskadande och andra ångestreducerande beteenden.

Att tolka sociala signaler på nytt sätt är att etablera omständigheter i samtal med patienten, så att andras beteenden blir mindre hotfulla. Göra patienten medveten om att det andra gör inte alltid är riktade mot henne personligen, utan kan ha andra orsaker. Båda åtgärderna syftar till att motbetinga eller "avtrubba" överkänsligheten för sociala triggers (BS) och för ensamhet.

Det andra spåret parallellt med det första går ut på att förmå – lära ut och öka sociala färdigheter (underskottsbeteenden) för att göra klienten mer socialt aktiv, initiativtagande och attraktiv i kamratkretsen. Det minskar risken för ensamhet och att bli utstött, då patienten får kontakt, uppmärksamhet, omtanke och gemenskap med hjälp av ökade sociala underskottsbeteenden.

Slutligen bör självskadandet helst förbli oförstärkt, vilket är det tredje och viktiga spåret. Det går dock inte att undanröja den negativa förstärkning som distraktionen ger eller att sympaticusreaktionen/ångesten blir begriplig för patienten. Men de externa förstärkningarna såsom omgivningens reaktioner kan påverkas. Självskadandet borde aldrig leda till förmåner som snabbspår till sjukvård, åtråvärda mediciner, omtanke och omhändertagande och andra potenta förstärkningar. Ett etiskt dilemma innebär detta. Dessa förstärkningar borde utifrån ett inlärningsperspektiv i så fall tillförsäkras patienten som konsekvens på andra beteenden.

Kärnan i behandlingen är att patienten förmås att avstå från sitt självskadande. Återigen sker förändringen utifrån och in. Patienten måste även avstå från beteenden som att titta på serier, sova på dagarna i syfte att reducera eller undvika ångest, då även dessa beteenden vidmakthåller och ökar det dåliga måendet i det långa perspektivet.

Behandlingen i paradigmform

"TRIGGER"	Patientens KÄNSLA är summan av fysiologi & tanke		Patientens BETEENDE för att hantera känslan	Konsekvens i det korta perspektivet BESTRAFFING
Betingat sti-mulus	Autonom betingad reaktion	Tankar, tolkning av situationen	Hanterar den jobbiga situatio-nen	Sympaticus stan-nar och avklingar i närvaro av **BS**
BS	**BR**	**S⁻**	**R̸**	**K⁻**
Patienten **ex-ponerar sig** för sina **BS** i syfte att skapa sympaticus.	Sympaticus-reaktion	Patienten **accepterar** OSÄKER-HET, OLUST och ev ÅNGEST	Patienten **avstår** självskada och varje annat be-teende som re-ducerar oro och ångest.	**Kvardröjande obehag**, (ingen ångestreduktion) men motbeting-ning sker med minskad trig-gande förmåga hos **BS** på sikt.

Om analysen är korrekt och behandlingen har varit framgångsrik kommer patienten att inte längre ha behov eller nytta av sitt självskadande.

Psykoedukation av patienten är viktig del för framgångsrik KBT-behandling. Patienten måste även i detta fall få klart för sig att vägen till förbättring inte är snabb eller lätt. Istället innebär den vanligen en svårare men övergående tid, då självskadandet inte längre ger förstärkning. Kognitiv beteendeterapi rätt utförd ger bestående lättnad på sikt, genom att beteenderepertoaren inte längre bidrar till ett sämre mående. Medvetenhet om detta kan göra det mindre lockande att söka omedelbar ångestlindring.

Farmakologisk insatser exempelvis SSRI-preparat är ofta hjälpsamma och i vissa fall nödvändig för att patienten ska våga genomföra beteendeförändringen.

Samverkan mellan medicin och TBA – summering

All mänsklig psykiatrisk eller psykologisk problematik består till någon del – större eller mindre – av inlärningspålagringar. En beteendeanalys kan avslöja vari dessa pålagringar består och också ge tips om med vad och hur KBT, TBA-insatser kan bidra.

Det inlärningspsykologiska får inte utesluta en initial medicinsk undersökning om osäkerhet finns. Om det visar sig att patienten är rädd för kroppsliga sensationer och inga medicinska orsaker kan hittas, då är patienten synnerligen lämplig kandidat för KBT.

Framför allt panikångestsyndrom innebär att patienten har skrämts av sina kroppsliga sensationer. Panikångestpatienten kommer ofta in akut med hjärtklappning och andnöd och en rad andra symtom som yrsel, öronsusningar, flimmer för ögon, stickningar i fingrar och ansikte, tunga ben och knäsvaghet, vilka beror på – acapnea, underskott på koldioxid runt nervcellerna – som har orsakats av överandningen, vilken i sin tur är en naturlig del av sympaticusreaktionen.

Om det kan konstateras att inga medicinska orsaker finns bör patienten snabbt informeras av läkaren om sympaticusreaktionen på det sätt som KBT-terapeuter gör, för att normalisera det som sker i kroppen. Gärna presentera den som ofarlig i sig och som ett falskt alarm.

Vidare bör patienten informeras om vikten av att inte undvika det som väcker detta falsklarm. Inte låta sig styras av sin rädsla. En tidig information vid akutmottagningen kan förhindra utveckling av ett panikångestsyndrom. Patienten måste också få klart för sig att de skrämmande inre sensationerna inte heller får leda till ett frekvent skannande av kroppen. Skannande leder till ältande. I ältandet uppstår allt flera felaktiga och skrämmande föreställningar om kroppssensationernas farlighet och vad de kan vara tecken på. Ältande leder till informationsbetingning som gör olusttankarna till **BS** – sympaticusutlösare.

Anorektikern bör få veta att svårigheterna att svälja och äta beror på passivisering av salivering, sväljreflex, matstrupe, magsäck, tolvfingertarm och tunntarm och att detta är normala delar av sympaticusreaktionen.

Agorafobikern med rädsla för att kräkas bör få samma information som anorektikern, att magsäcken blir mera passiv vid sympaticusreaktion, vilket kan ge en känsla av att maten står ända upp i halsen – illamående.

Agorafobikern med rädsla för att kissa på sig bör få veta att ökad vaksamhet och känslighet för potentiella hot är en naturlig del av sympaticusreaktion – det var stenåldersmannens varningssystem och livförsäkring. Om rädslan handlar om ofrivillig tömning av tarmen så kan information om colons stegrade aktivitet vid sympaticusreaktion ges. Om rädslan handlar om att svimma så brukar det vara klargörarande att blodkärlen i frontalloben dras samman vid sympaticusreaktion, vilket kan ge en frånvarokänsla och ibland black-out som skrämmer. För mera detaljerad information om sympaticusreaktionens psykologiska inverkan vid ångestproblematik hänvisar jag till min bok *KBT och lite till – 49 års erfarenheter som beteendeterapeut.*

Hypokondrikerna har vanligen en extrem övertolkning av sina kroppsliga sensationer. En realistisk syn på sympaticusreaktionen grundad på kunskap (**EO**), kan ha en desarmerande effekt på patientens skrämselhjärna och fantasi.

Samverkan mellan medicin och KBT kan också bestå i att vissa patienter inte klarar av KBT-behandling utan behöver hjälp av exempelvis SSRI-preparat. Det är inte ovanligt att OCD-patienter får återfall när de slutar med sin medicinering. Jag känner till några exempel på patienter som visat sig vara beroende av livslång medicinering för att inte återfalla. Och ibland är exempelvis SSRI-preparat som exempelvis Citalopram (Cipramil), Escitalopram (Cipralex), Sertralin (Zoloft), Fluoxetin (Fontex) och Vortioxetin (Brintellix) samt i vissa fall Klomipramin (Anafranil) nödvändiga för att tvångspatienten alls ska våga börja exponera sig. Dessa preparat fungerar inte negativt förstärkande då de inte reducerar sympaticusreaktionen i stunden.

Även exponering med responsprevention kan ge mätbar fysiologisk påverkan på nervsystemet. Vid tvångssyndrom OCD har det visat sig att SSRI-preparat och exponering med responsprevention båda ger en förhöjd serotoninhalt i hjärnan.

Autismspektrumstörningar och ADHD anses ha fysiologiska orsaker liksom vissa depressionstillstånd, men även här finns inlärningspålagringar. Inlärning av vissa beteendemönster gynnas av de fysiologiska och neurologiska egenheterna, då dessa fungerar som etablerande omständigheter. En samverkan mellan den medicinska behandlingen och TBA med ny- eller ominlärning eller beteendepåverkan/träning kan bidra till ett mera normaliserat liv och ökad livskvalitet.

Samma gäller vid psykoser, bipolära och andra relaterade syndrom.

Samverkan med olika tyngdpunkt i de enskilda fallen mellan det psykiatriska/medicinska och det inlärningspsykologiska bör inte uteslutas vid dissociativa syndrom, ätstörningar, inkontinenssyndrom, sömn och vakenhets relaterade störningar, utagerande beteende/bristande impulskontroll, sexuella funktionsstörningar och parafilier. Det gäller att avgöra vad medicinska åtgärder respektive KBT kan bidra med.

Vid ångestsyndrom såsom specifika fobier, panikångest, social fobi, OCD, GAD och agorafobi är den beteendeterapeutiska metoden exponering med responsprevention ett självklart val. Så även vid oro och ältande[5].

---

5 Se *Sluta älta och grubbla – lättare gjort med KBT.*

8

Hur agera som läkare vid ångestsyndrom utifrån TBA – några exempel

Panikångest

Panikångestpatienten har alltid externa betingade stimuli (triggers), som aktiverar sympaticusreaktionen. Vanligen låsta situationer såsom att vara inne i stora varuhus, stå i kö, trängsel, möten man inte kan lämna, sitta i flygplan, tåg, buss och bil särskilt på motorväg.

Dessutom har panikångestpatienten hunnit bli respondent betingat rädd för sina egna kroppsliga sympaticusrelaterade sensationer, vilket har beskrivits tidigare.

Patienternas säkerhetsbeteenden begränsar rörligheten. De undviker låsta situationer och vill ibland bli sjukskrivna. Sjukskrivning är direkt skadlig då det blir ett perfekt säkerhetsbeteende som permanentar och förvärrar syndromet genom fortlöpande undvikande och respondent betingning. Problemen blir värre ju längre de triggande situationerna undviks. Bensodiazepiner är direkt förvärrande, då de till en början upplevs vara fantastiska hjälpmedel (säkerhetsbeteenden) för att fly från ångesten. Även "vid behovs"-medicinering föreligger risk för beroende då preparatet upplevs synnerligen ångestdämpande (negativt förstärkande) då det endast tas vid stark ångest.

Exponering med responsprevention anbefalls vid panikångest. Tidig insatt behandling kan göra behandlingen mycket kort. Psykoedukationen om sympaticusreaktion kan med fördel ges redan på akutmottagningen.

Panikångestpatienten måste förmås att stegvis utmana sina betingade stimuli och ge sig i kast med sina rädslor. Vissa patienter kan känna sig hjälpta av SSRIpreparat för att genomföra exponeringarna.

Sjukskrivning är direkt kontraproduktiv.

Social fobi

Den sociala fobikern triggas av andras blickar. Att bli granskad eller bara tanken på att bli granskad – **BS** – kan starta en sympaticusreaktion. Olusttankar som ackompanjerar varierar för olika individer.

Gemensamt för alla sociala fobiker är rädsla för att skämma ut sig, göra bort sig. Skammen handlar alltid något som händer och som är knutet till den autonoma sympaticusreaktionen. Vanligt är rädsla för att darra ("kaffekoppstremor"), att rodna, att talet ska häkta upp sig eller låter konstigt på något sätt, att blicken ska låsa sig eller att svettas.

Social fobi gör patienten till en ältare och planerare. Tankar före en kommande social situation; kan jag tacka nej, vad kommer att hända, hur kan jag ta mig ur situationen ifall det behövs. En planering av säkerhetsbeteenden förhindrar motbetingning och bot.

Ältande och säkerhetsbeteenden i situationen; hur kan jag hålla mig i bakgrunden, göra mig osynlig, vara tyst, svara kort på frågor alternativt studsa bort dem, mixtra med mobilen, leta efter mobilen, undvika ögonkontakt, lämna rummet mm, mm.

Ältande efter situationen; såg de att jag rodnade, är jag bortgjord nu, måste höra med Lisa om det märktes osv.

Patienterna bör informeras om att säkerhetsbeteenden före, under och efter sociala situationer måste elimineras. Det är viktigt att riskera att det värsta kan hända och att gå in i de skrämmande situationerna utan att gardera sig.

Utan information om säkerhetbeteendenas försvårande inverkan kan behandlingen framstå som rent tokig, då den initialt leder till ökad skam, ångest och rädsla.

Alla säkerhetsbeteenden inklusive ältande och planerande i förväg måste undvikas. Att använda bensodiazepiner är det mest kraftfulla och riskabla säkerhetsbeteendet av alla tillsammans med alkohol. Båda omöjliggör behandling. Behovsmedicinering med bensodiazepiner är särskilt försvårande liksom självmedicinering med alkohol.

Heltidssjukskrivning leder vanligen total isolering och är därför förödande. Man vänjer sig inte vid granskande ögon ("sina triggers") genom att slippa träffa människor.

Patienten måste istället motiveras att upprätthålla och gärna utöka sina sociala kontakter och bli mera socialt aktiv och acceptera risken för att rodna, svettas, darra osv. I enstaka fall kan SSRI-preparat vara hjälpsamma i kombination med KBT-behandlingen.

OCD tvångssyndrom

Tvångspatienter som har insikten att det egna tvivlet är en produkt av den egna hjärnan skäms ofta för sina tvångsbeteenden. Det gör att de döljer dem för främmande människor. Att av skam begränsa sina tvångsbeteenden (säkerhetsbeteenden) på arbetet eller i skolan gör att problemen blir mindre där och är således en tillgång ur behandlingssynvinkel. I hemmet och vid sjukskrivning ges tvångsbeteendena fritt spelrum, vilket ofta leder till att bostaden blir fylld av **BS** (triggers) och den plats som leder till störst lidande med obegränsade tvångsbeteenden.

Om OCD-patienternas säkerhetsbeteenden – tvångshandlingar, undvikanden, återförsäkringssökande och tvångstankar (självåterförsäkringar) – är mycket omfattande krävs vanligen styrning och stöd av KBT-terapeut. I en del fall är SSRI- eller SNRI-preparat nödvändiga. Klomipramin kan i vissa fall visa sig vara en nödvändig hjälp för att patienterna ska våga agera rätt ur KBT-synvinkel. Dessa preparat lindrar inte ångesten i stunden och fungerar därmed inte som säkerhetsbeteenden, utan gör det lättare att avstå från tvångsbeteendena. OCD-patienten kan då förhoppningsvis hålla sig kallsinnig till sitt tvivel för att på sikt bli fri och inte låta sig styras av sin oro och osäkerhet.

Familj och vänner bör informeras om att inte trösta, återförsäkra och hjälpa till vid den tvångsmässiga osäkerheten och tvivlet. De får inte bli delaktiga i och en del av tvånget.

Hypokondri - hälsoångest

Hypokondri är nära besläktat med OCD. Temat är tvivel om den egna hälsan. Hypokondrikern använder en rad säkerhetsbeteenden för att bli övertygad om att ingen sjukdom föreligger eller är under utveckling. Vanliga sätt att undanröja tvivel är att gå till läkare, ringa sjukvårdsupplysningen, googla på symtom, klämma på kroppen, noga granska kroppen i spegeln och att skanna efter sensationer i kroppen.

Såsom vid OCD gör dessa flykt- och undvikandebeteenden – tvångsbeteenden – endast problemen värre på sikt, beroende på respondent betingning.

Den konsulterade läkaren kan lätt hamna i konflikt med sitt läkaransvar eller med patienten. Tvivlet kan ”smitta” läkaren. ”Tänk om det i alla fall är något allvarligt?” och kan då starta en sympaticusreaktion även hos denna. ”Det händer ju ibland att läkare missar allvarliga diagnoser.”

Att ställa upp på patientens alla önskemål om omotiverade undersökningar och intyga, är att gå med i tvånget och hålla det vid liv. När rimliga medicinska undersökningar är genomförda en gång, då är det korrekta bemötandet att förhålla sig kallsinnig till patientens propåer. Inte ställa upp på överflödiga undersökningar, svara på frågor om symtom och sjukdomar. Absolut inte ge sig in på att återförsäkra patienten när denne är som mest i behov av lugnande besked. Att återförsäkra när återförsäkringen redan är given en gång är direkt vidmakthållande av problemet. Upprepade återförsäkringar är att kasta bensin på brasan. Besked ges vid ett tillfälle och upprepas därefter inte. Det är dock inte fel att motivera varför man inte kommer att upprepa sina återförsäkringar.

Obefogade utredningar, undersökningar och tålmodigt lyssnande till patientens upprepade frågor fungerar ångestreducerande i stunden och befäster därmed syndromet.

Schemalagda årskontroller är ett sätt att förhindra att patienten ständigt söker återförsäkringar i sjukvården. Undantag från detta är hög feber eller andra synnerligen tydliga symtom. Patienten måste motiveras att endast söka visshet om hälsan, när denne är hundraprocentigt säker på att det verkligen är något fel och då gärna endast efter "tillåtelse" från någon klok och sansad anhörig. Om inga mycket tydliga symtom visat sig måste tvivel och olusttankar förbli oemotsagda och inte motbevisas eller undanröjas.

Familj och vänner bör involveras för att inte trösta eller återförsäkra, då detta permanentar syndromet.

Sjukskrivning är kontraindicerat vid ångestsyndrom generellt då det vanligtvis fungerar som ett sanktionerat undvikande.

PTSD Posttraumatiskt stressyndrom

Traumatiserade patienter plågas ofta av skrämmande minnesbilder "flashbacks" som utlöses av stimuli som ligger nära något i den traumatiserande händelsen eller av inre stimuli relaterade till sympaticusreaktionen.

Rekommenderad behandling för PTSD är beteendeterapeutisk förlängd exponering. Den går ut på att patienten konfronteras med sina plågsamma minnen, påträngande tankar, bilder och flashbacks genom otaliga förlängda och upprepade exponeringar, utan tröstande eller förklarande inslag. Patienten umgås med sina hemska minnen, tankar och tillhörande sympaticusreaktion.

Terapeuten lyssnar lugnt och deltagande och ställer frågor för att hjälpa till att hitta minnena och hålla dem kvar i tanken. Patienten exponeras på så vis genom eget berättande, skrivande och därefter lyssnande på sina egna inspelade berättelser och får så möjlighet att habituera. Detta upprepas tills minnena har förlorat sin förmåga att trigga sympaticusreaktion genom motbetingning. Behandlingen ökar samtidigt toleransen för ångest och smärta.

Konfrontationerna med minnena sker med varsamhet till en början. Inga säkerhetsbeteenden såsom ångestdämpande psykofarmaka eller distraktionstekniker används, då detta förhindrar motbetingning.

Depression som reaktion på yttre händelser och omständigheter

Vid depression, framför allt den som utlösts av yttre omständigheter s.k. exogen depression, har inlärning spelat en avgörande roll. Behandling med KBT-metoden beteendeaktivering är här ett självklart val. Men även endogen depression torde ha stor nytta av beteendeaktivering, för att komma tillbaka till ett så normalaktivt liv som möjligt.

Utvecklingen av exogen depression kan utifrån ett inlärningsperspektiv beskrivas som följer.

Personen drabbas av motgångar, besvikelser, trauman exempelvis sjukdom, sorg, uppsägning, skilsmässa, ekonomisk konkurs eller liknande. Ofta det ena efter det andra. Till en början kan det leda till upprepade försök att reda ut och "komma igen" och därefter till ältande. Om ansträngningarna leder till upplevelsen att ingen utväg finns och att allt är hopplöst har en generell utsläckningsprocess startats.

Efter en eventuell utsläckningskulmen av försök inträder inlärd hjälplöshet med hopplöshet, passivitet, apati och håglöshet. Med passiviteten följer ytterligare minskad stimulans och brist på positiv förstärkning i form av sociala kontakter och självförstärkande aktiviteter. Passiviteten som lett till brist på förstärkning gör att tomheten liksom känslan av hjälplöshet, meningslöshet och bristande kontroll bara ökar. Depressionen fördjupas som i en ond spiral.

Depressionen – den inlärda hjälplösheten – kan också utvecklas genom faktisk eller påtvingad isolering som för en ensam pensionär, där vännerna dött och barnen har "sitt" eller under isolerande fångenskap, som en följd av brist på positiv förstärkning – stimulans.

Oavsett uppkomst är beteendeaktivering den behandling som anbefalls utifrån KBT-perspektiv. Man försöker förmå patienten att ta upp aktiviteter som historiskt har varit förstärkande, trots att patienten hävdar att inget är möjligt eller känns roligt längre. Med ökad aktivitet återkommer så småningom stimulansen och de forna förstärkarna gör att livet sakta känns mindre hopplöst. Känslan av kontroll återkommer sakta. Det blir allt lättare att göra saker som har känts omöjliga.

Sjukskrivning är oftast olämplig, då man inte kan vila sig ur en depression, men antidepressiv eller annan lämplig medicinering är ibland nödvändig för att förmå patienten att börja aktivera sig. Stöd av terapeut för att förmå "komma igång" trots känslan av omöjlighet, hopplöshet och ångest är ofta nödvändig.

Generell slutsats

Säkerhetsbeteenden är förstärkande för patienten att använda i stunden, men de permanentar problemen med ångest. De gör endast att antalet betingande stimuli (triggers) blir flera. De självvalda säkerhetsbeteendena leder till en alltmera begränsad beteenderepertoar som minskar livskvaliteten.

Ur ett rent inlärningspsykologiskt perspektiv borde inte bensodiazepiner eller opioider förskrivas, då dessa fungerar som synnerligen effektiva ångestreducerande säkerhetsbeteenden. De inlärningspsykologiska aspekterna kan dock inte alltid beaktas. Även alkohol har samma sympaticusdämpande effekt och borde inte förtäras i tröstande eller ångestlindrande syfte.

Alla ångest- och depressionspatienter borde få en utförlig KBT-information om sympaticusreaktionen, respondent betingning samt risken med att försöka reglera sina känslor. Detta för att motivera till att modigt möta obefogad ångest, då det bäddar för ett rikare liv, bättre mående och livskvalitet på sikt.

9

Utveckling av beroendeproblematik ur inlärningssynvinkel

En patient med stark ångest kommer till mottagningen och vill ha något mot ångest och för att må bättre. Patienten har använt alkohol periodvis för att hantera sitt dåliga mående, men är nu orolig för att bli alkoholiserad.

Patienten får recept på snabbverkande bensodiazepin att ta vid behov. En tacksam patient lämnar mottagningen.

Patienten följer ordinationen och upplever en enorm lättnad till en början. Den negativa förstärkningen är mycket kraftfull. Ångesten dämpas och det fungerar varje gång med endast en tablett, vilket motsvarar kontinuerlig negativ förstärkning. Den korta durationen kräver dock påfyllning då ångesten återkommer. Ett psykologiskt beroende har nu börjat utvecklas.

Efter en tid har kroppen vant sig vid (habituerat till) den förskrivna dosen och patienten känner att två tabletter krävs för samma effekt. Detta innebär inlärningspsykologiskt av att förstärkningarna – den ångestdämpande effekten – nu har gått från att vara kontinuerlig till att bli allt glesare – intermittent. Intermittent förstärkning ökar beteendefrekvensen. Förutsättningarna för ett fysiologiskt beroende med hotande abstinens föreligger efter en tid. Beroendet har formats och befästs av att preparatet inte längre är lika effektivt.

På eget bevåg höjer patienten sin dos och kroppen habituerar åter. Slutligen hamnar patienten i utebliven effekt och mår dåligt trots full dos – toleransabstinens. I detta skede kan andra droger bli lockande, men även dessa kommer att leda till habituering. Blandmissbruk är inte en slutlig lösning till ångestfrihet, utan samma utveckling sker för varje ny drog.

Den alltmer intermittenta förstärkningen beroende på den ökade toleransen och eventuell toleransabstinens kan senare resultera i en överdos, då den sökta effekten även uteblir trots mycket hög dos. En inlärningsförklaring till överdos är att den så kallade utsläckningskulmen, som sker då förstärkning – i detta fall ångestlindring eller berusningseffekt – inte längre infinner sig beroende på habituering.

Hur ska man då hantera ångestpatienter utifrån det beteendeterapeutiska perspektivet? En synnerligen restriktiv hållning till att förskriva bensodiazepiner och opioder i första skedet med tydliga varningar att ångestdämpande mediciner aldrig kan lösa problem, men skapa nya och svårare. Det är numera anbefallt i primärvården.

I stället bör patienterna uppmuntras att söka lösning på problem som är möjliga att lösa. Inte lockas att låta sympaticusreaktionen och olusttankar styra beteendet. Olösliga eller svårlösliga problem och frågor som inte har något svar och förhållanden som inte förändras måste tolereras och accepteras. Läge som inte kan påverkas måste gillas.

Alkohol används många gånger i ett likartat ångestdämpande syfte. Toleransabstinensen ackompanjeras vanligen av bakrus det vill säga sympaticusreaktion som en dagen-efter-rekyl. Att må dåligt av abstinens kan efter en tid fungera som en stark trigger för att ta en "återställare".

Livet erbjuder förr eller senare problem för alla. Vi utsätts för prövningar, sjukdomar, förluster och besvikelser om vi får leva. Det som inte kan åtgärdas måste accepteras och inte bli drivkraft till säkerhetsbeteenden som förvärrar i längden.

Patienten inser sällan de långsiktiga konsekvenserna av ångestdämpande beteenden, utan drivs av negativ förstärkning till fortsatt användning av dem i stunden när ångest och olust är svår. Sympaticusreaktion är en oundviklig och nödvändig och naturlig del av livet. Utan kunskap om detta och de långsiktiga inlärningspsykologiska riskerna kan patienten drivas till jakt på ångestfrihet – sympaticusdämpning – mot olika typer av beroendeproblem.

Lycka är inte ett normaltillstånd.

Utveckling av spelmissbruk

Spelmissbruk utvecklas på liknande sätt, men utan det rent fysiologiska beroendet av ett preparat. Ett inlärt psykologiskt beroende utvecklas genom en formningsprocess (shaping) där positiv förstärkning – snabba och lätta vinster – lockar till fortsatt spelande till en början. Dopamin i belöningscentret är synnerligen positivt förstärkande. Vinsterna kommer tätt i början men blir snart glesare (alltmera intermittent). Dock inte så glest att utsläckning sker. Konstant otur i spel skulle utsläcka spelandet.

Positiv förväntan och den spänning som tidiga vinster bygger upp blir en etablerande omständighet, som förstärker spelbeteendet även om vinsterna snart uteblir alltmera. Spänningen och spelandet kan dessutom fungera som distraktion och därmed flykt från ångest eller tristess, vilket är negativt förstärkande. Förstärkningarna gör att spelandet hålls vid liv eller till och med accelererar.

Allteftersom spelbeteendet ökar tål det ett allt mera utglesat eller intermittent förstärkningsschema. Ett glest fullständigt oförutsägbart förstärkningsschema ökar snabbt och håller på hög frekvens och gör det på sikt synnerligen motståndskraftigt mot utsläckning.

Vid en viss gräns blir dock förstärkningsschemat så glest så att beteende-frekvensen sjunker – nedåtsluttningen på utsläckningskulmen. Detta känner sannolikt spelsajterna på nätet av med sina datorers algoritmer och levererar då en dusch (boast) av förstärkande vinster, för att åter få fart på individens spelande.

En gissning är att spelsajterna inte är slumpmässiga utan datorernas algoritmer är noggrant utformade för att känna igen enskilda kunder och för att kunna förhindra utsläckning och effektivt forma ett psykologiskt beroende hos den enskilde. En sjunkande spelfrekvens hos den identifierade spelaren noteras och därefter ordnar datorerna det som krävs för att utsläckning inte ska ske. Det är en rimlig hypotes, då inlärningspsykologiska principer lätt kan missbrukas av den som är kunnig och så sker oftare än vad den oinvigde inser.

Ännu så länge är spelandet positivt förstärkt, men efter hand som individen spelar bort sina pengar blir spelandet istället negativt förstärkt. Det gäller nu att vinna tillbaka de förlorande pengarna. Ju mera pengar som förlorats desto starkare ångest och desto angelägnare blir det att vinna dem tillbaka. I detta skede har spelbeteendet blivit företrädesvis negativt förstärkt och mindre lust-fyllt – kanske till och med plågsamt. Nödvändigheten att vinna tillbaka pengar fungerar nu som den etablerande omständighet som gör ett desperat spelande förstärkt trots uteblivna eller mycket glesa vinster. Fortfarande kan dock spelan-det parallellt vara distraherande (negativ förstärkning) från ensamhet, oro, ångest och tristess.

Ytterligare ett exempel på missbruk av inlärningspsykologiska principer är att samla alla spelautomater i ett och samma rum, vilket man gör på färjor och i spelhallar. Här utnyttjar man den så kallade vikariella förstärkningens makt. Alltid är det någon av alla spelautomater som ger en jackpot. Rasslandet av jackpott fungerar som vikariell förstärkning för övriga som hör det.

Vikariell förstärkning utnyttjas även vid exempelvis Bingolotto. Hela tiden visas någon "vikarie" som vinner och som därmed förstärker betraktarna att fortsätta spela.

Shoppingberoende, porrmissbruk utvecklas genom en ivrig jakt på allt mera potenta positiva förstärkare – upphetsning, tillfredsställelse (dopamin i belöningscentrum). Jakten på förstärkning blir dock alltmera desperat efter habituering då ingenting längre "mättar". Efter en tid kommer problemen i form av sociala och ekonomiska konsekvenser och då kan drivkraften bli negativ förstärkning – att trösta sig.

Beroendebeteenden fungerar ofta negativt förstärkande genom att de tillfälligt genom distraktion minskar ångest eller tristess. Det kan också fin-nas orimliga föreställningar (**EO**) om vad som kan uppnås med köpen vid shoppingberoende exempelvis att bli älskad, lycklig, gladare, beundrad eller framgångsrik. Porrsurfaren kan ha föreställningen att nästa bild, film är ännu

mera upphetsande. Det finns alltid något ännu bättre. Den ultimata käns-
loupplevelsen (positiva förstärkningen - dopamin) finns kanske i nästa steg.

10

Läkarens/terapeutens beteende med en patient i pressad situation

Det är stor skillnad mellan olika patienter man möter vad gäller trivsel, samarbete och möjlighet att komma överens. Det kan kännas spänt, obehagligt och till och med hotfullt. Konflikter uppstår beroende på olika uppfattningar om vad som kan vara bäst för patienten. Patienterna kan ha googlat och anser sig veta vad som är bäst för just dem och de har ofta en uppfattning om vilka undersökningar som behöver göras, vilka mediciner som är lämpliga eller om sjukskrivning är en riktigt åtgärd. De kan insistera på att få intygat sådant som det inte finns grund för.

Läkaren sitter på kraftfulla och åtråvärda förstärkare såsom remisser till annan specialist, kraftfulla läkemedel, lugnande undersökningar och lugnande besked, återförsäkringar, sjukskrivning och intyg med stor betydelse ekonomiskt. Dessa eftertraktade förstärkningar leder till att patienter kan bli intensiva i sin strävan att komma i åtnjutande av dem. Hur agerar man lämpligen i dessa svåra situationer då konflikt uppstått?

Konfrontationer är omöjliga att undvika. Läkaren kan genom sitt eget beteende drabbas av en fobiliknande rädsla för konflikter och för påstridiga patienter. För att inte riskera att göra respondent betingning möjlig, så att påstridiga patienter och konfliktsituationer blir till **BS,** är det viktigt att agera utan säkerhetbeteenden. Det betyder att man inte ska välja enklaste och bekvämaste sättet ur en konflikt, om det strider mot det medicinskt korrekta.

Tre beteendemönster i konfliktsituationer

I princip kan man i stressande och hotfulla situationer agera på tre sätt.

Om man drabbas av sympaticuspåslag – stress vid konfliktsituation med patient eller annan – leder det ibland till ett av två beteendemönster väljs, nämligen till:

- **Undvikande** av konfrontation genom att ge efter. Rädsla (sympaticusreaktion) som leder till duckande, villkorslöst tillmötesgående – flykt i den mest utpräglade formen.

- **Aggressivitet** att stå emot på ett hårt, kanske hotfullt, auktoritärt och skrämmande sätt. Sympaticusreaktionen leder i detta fall till ilska och strid i den mest utpräglade formen.

Dessa båda fungerar som säkerhetsbeteenden då de har förmågan att sänka en förhöjd sympaticusreaktion i den heta situationen. Ett alternativt tredje beteendemönster är att agera avspänt och lugnt som om sympaticusreaktionen inte finns där och i varje fall inte tillåta den att styra beteendet är att bete sig sunt självhävdande.

- **Sunt självhävdande** är oförenligt med de två föregående och kännetecknas beteendemässigt av lugn, saklighet, lyssnade till argument och sakligt argumenterande.

De båda sympaticusdrivna beteendemönstren undfallande och aggressivt bemötande riskerar att leda till omedelbar negativ förstärkning och därmed respondent betingning. Det ger en ökad känslighet och sårbarhet för liknande situationer (**BS**) i framtiden, vilket kan göra patientarbetet olustigt och inte längre positivt förstärkande.

Den undfallande läkarens negativa förstärkning i stunden består av att den obehagliga situationen upphör då patienten blir nöjd. Konfrontationer undviks och läkaren blir därmed långsiktigt mera fast i det undfallande mönstret.

Även den aggressiva läkaren får förstärkning på sitt beteende, men då av känslan att ha hävdat sin professionalitet och ha "segrat". Krävande patienter blir fortsättningsvis "triggers" för sympaticusreaktion med ilska och irritation, vilket kommer att leda till ett avvisande eller aggressivt beteende och konflikter framgent.

I båda fallen kommer således en ökad känslighet för oenighet med krävande patienter att uppstå.

Hur bör man agera i de svåra patientmötena?

Det sunda självhävdandet är alternativet till de två sympaticusdrivna och negativt förstärkta beteendemönstren.

Sunt självhävdande är inkompatibelt eller oförenligt med de två andra. Man kan inte vara sunt självhävdande och samtidigt undfallande eller aggressiv. Det innebär att när man agerar på detta sätt så praktiserar man exponering med responsprevention och motverkar den egna sårbarheten.

Tabell 10:1

Vad händer vanligen med läkaren själv som agerar i konflikt med patienter

Undfallande	Aggressiv	Sunt självhävdande
Förnekar den egna förmågan, vilket kan leda till självförebråelser, skam och ältande.	Upphöjer den egna förmågan på patientens bekostnad. Möjligen ånger eller dåligt samvete i efterhand, vilket kan leda till ältande.	Känner sig stärkt av att inte ha vikt ner sig, även om patienten blivit missnöjd. Inte heller missnöjd om patienten på medicinsk grund får rätt till slut.
På sikt större osäkerhet att hävda sin profession i framtiden (respondent betingning plus negativ förstärkning av undfallande beteende).	På sikt större sympaticuspåslag (irritation) i kommande liknande situationer (respondent betingning plus negativ förstärkning av barskt, aggressivt beteende.)	På sikt ökad säkerhet att hävda sin professionalitet (respondent motbetingning och negativ förstärkning av det självhävdande beteendet).
På sikt sämre självförtroende och en känsla av att inte bete sig professionellt.	På sikt missnöje med patientkontakterna.	På sikt ökat självförtroende och en alltmer ökad bekvämlighet i konfliktsituationer. Yrkesstolthet.

Patienterna påverkas olika av det bemötande de får av läkaren.

Tabell 10:2

Patientens upplevelse av och tankar om läkare som beter sig på respektive sätt

Undfallande	Aggressiv	Sunt självhävdande
Patienten blir nöjd i stunden, möjligen med en eftersmak av dåligt samvete och förakt.	Patienten blir irriterad, arg, förödmjukad för att inte ha fått som man vill.	Patienten blir möjligen besviken, men förstår varför man inte får som man vill.
Ser ner på läkaren som lätt att manipulera. Läkaren gör ett osäkert intryck.	Rädd, sårad, försvarsinställd och bestämmer sig sannolikt för att söka annan läkare.	Känsla av att ha blivit respekterad även om önskat utfall uteblev. Läkaren verkar säker på sin sak.
Uppnår sina mål på läkarens bekostnad.	Uppnår inte sina mål och känner sig oförstådd och möjligen kränkt.	Känsla av möjlighet att uppnå sina mål. Känner sig informerad, om det inte blev på önskat vis.

De beteenden som karaktäriserar ett sunt självhävdande kan övas in, tränas och bör alltid praktiseras i synnerhet vid aktiverad sympaticusreaktion – upplevt obehag, ångest, skam och osäkerhet.

Tabell 10:3

Vilka beteenden utmärker de tre beteendemönstren i sina mest utpräglade uttrycksformer?

Undfallande	Aggressiv	Sunt självhävdande
Rösten, talet		
Svag	Högre än nödvändigt	Lagom röstnivå
Ofta tvekande pauser	Snabbt tal	Jämnt tal
Utfyllnadsord	Stötigt/stammande	Flytande
Frågor	Utrop	Lyssnar och förklarar
Ansiktet		
För lite ögonkontakt ("fladdrande" blick). Titta på datorskärmen.	För mycket ögonkontakt (stirrande/stel blick)	Öppen/lagom ögonkontakt (avspänd blick se nedan*)
Spänt och ängsligt ansiktsuttryck	Spänd och ilsket ansiktsuttryck	Avspänt ansiktsuttryck
Bedjande, blygt uttryck	Hårt, avvisande uttryck	Säker och deltagande
Kroppshållning		
Rastlösa händer på tangentbordet	Knutna nävar	Öppna händer
Händer i fickorna eller bakom ryggen	Pekande fingrar.	Händer vid sidorna
Nervöst ändrande av kroppshållning. Stirrar på datorskärmen	Stel kroppshållning	Avslappnad kroppshållning, öppna händer
Stort avstånd	Nära	Respektfull distans

Tystnad		
Förvirrande/rädd tystnad	Tystnad för att skrämma, "behandla"	Tystnad för att lugna
"Tjurande" tystnad	Missnöjestystnad	Tystnad i samband med agerande
Tyst fruktan	Tyst ointresse	Tyst uppmuntran, väntan

Språkliga kännetecken		
Bedjande/vädjande	Hotande	Modig, öppen, sanningsenlig
"Tycker inte du? Varför gör inte du ..? Skulle du inte vilja? Säg hur du vill."	"Du måste förstå! Du ska! Absolut inte. Kommer inte på fråga. Nu gör vi som jag säger."	"Jag vill .. Jag anser .. Jag hävdar. Låt mig förklara. Det är min fasta övertygelse ... Jag förstår, men..."
Ljuger eller svävar på målet, för att undvika konflikt.	Ljuger för att genomdriva.	Lägger "korten" på bordet. "Sanningen är den...."
"Kunde vi inte...?"	"Jag kräver..."	"Låt oss diskutera..." "Jag måste bestämt avråda från...då."
"Jaså, jaha."	"Nej!" "Otänkbart, kommer inte på fråga."	"Nej, jag har en annan åsikt..." "Ur medicinsk synvinkel kan jag tyvärr inte..."
"Vi/du får bestämma." "Du får själv avgöra..." "Kan du tänka dig att..."	"Det här bestämmer jag. Jag förbjuder..." "Nu gör vi så här ..."	"Min uppfattning är ......" "Min professionella bedömning är..."
"Vad tycker du? Hur vill du ha det?"	"Så här är det. Du förstår inte det här."	"Förklara hur du menar. Jag menar, vad tror du om det? Jag föreslår... Jag är övertygad om..."

*Ögonen vid sunt självhävdande

När man lyssnar på någon som talar, tittar man närmare 100 procent i ögonen/ansiktet på denne. Men när man själv talar låter man blicken vandra iväg under korta ögonblick, för att man inte uppfattas som aggressiv. Då man uttalar något viktigt eller själva kärnan i sitt budskap då tittar man emellertid stadigt motparten i ögonen, vilket ger eftertryck åt budskapets viktighet. Samtidigt som budskapet förklaras tydligt och vänligt.

Att träna och praktisera sunt självhävdande

Man botar sin ängslighet och dåligt hanterande av pressande och stressande situationer genom att bete sig sunt självhävdande. Man beter sig som om man redan har självförtroende, vilket ger ett allt bättre självförtroende på sikt.

Patienterna reagerar på de beteenden som de ser och inte på vad läkaren eventuellt själv känner. Det är lättare för patienten att förlita sig på en sunt självhävdande läkare, då denne tycks veta vad den talar om. Patientens beteende mot läkaren blir då en spegel, som ger läkaren en känsla av att vara respekterad. Det bidrar på sikt till en värdering av sig själv med ökad självkänsla och självförtroende.

Sunt självhävdande handlar om att behålla sin professionalitet, värdighet och empati, men det innebär inte självklart att man alltid får rätt eller alltid bestämmer allt. Det innebär en öppenhet för diskussion och för att lyssna på patientens förklaringar och respekt för dennes argument med bibehållen medicinsk auktoritet. Att ge efter och tillstå när patienten har en poäng eller har rätt är också sunt självhävdande. Att kunna erkänna ett fel är en del i beteendemönstret.

En bieffekt av förhållningssättet är ömsesidig respekt och sympati, även om patienten i stunden kan bli besviken, frustrerad och arg.

Även som sunt självhävdande kan man tvingas att fatta olämpliga eller enligt egen uppfattning tokiga beslut exempelvis av en beordrande chef, kollegor eller andra omständigheter (se dilemma 2). I detta fall förklarar den sunt självhävdande vilka konsekvenser som beslutet kommer att medföra. På så vis bibehåller man självrespekten trots att man tvingas agera mot sin vilja. Även om det rör sig om en viktig eller allvarlig fråga där varje kompromiss är omöjlig, sker det med bibehållet lugn. Att upplysa om de konsekvenser man tycker sig se, fungerar som en reservation och markerar att det egentligen sker mot den egna uppfattningen. Jämför "Brasklapp" – Härtill är jag nödd och tvungen.

Att anmäla en avvikande uppfattning är inte detsamma som att vara otrevlig. Det är tvärtom ett viktigt beteende i den personliga utvecklingen. Trevlighet är nära besläktat med sunt självhävdande.

Trevlighet (Att vara lätt att tycka om)/Likeability

Varken undfallande medgörlighet eller aggressivitet har något med trevlighet 'likeability' (trevlig/sympatisk) att göra. Att uppfattas som sympatisk eller trevlig är således inte detsamma som att alltid vara tillmötesgående. Trevlighetsbeteenden är inkompatibla med framför allt aggressivt beteende.

Att ha förmågan – det vill säga ha tillgång till de beteenden som gör att man blir accepterad och kanske omtyckt – är en verklig tillgång i livet. Trevlig/sympatisk och empatisk är inte en egenskap utan en rad beteenden i vardagen som kan övas in och praktiseras.

Vilka topografiska beteenden leder då till att en person blir gillad och väcker sympati såväl privat som i yrkeslivet? Generellt tycker vi om personer som lyssnar aktivt på oss när vi talar. Vilka beteenden gör lyssnandet aktivt och visar på respekt och intresse för mig och min person?

Personen:

- Tittar på mig i ansiktet/ögonen när jag talar.
- Ställer frågor som visar på intresse och att denne har följt med och förstått vad jag har sagt.
- Ler och nickar när jag har sagt något som den andre anser betydelsefullt.
- Kommenterar och bidrar till resonemanget eller uttrycker ärligt en avvikande mening på ett respektfullt sätt.
- Kanske tillför något nytt i resonemanget, som kan lära mig något.
- Kan ibland ta ett nytt perspektiv på det jag just har sagt och som bidrar till att göra samtalet lite intressantare.
- Inte talar för mycket om sig själv utan ger mig chansen att tala. Taltiden fördelas någorlunda rättvist – vanligtvis 50/50, men i vissa sammanhang mera ojämnt beroende på speciella omständigheter. Fördelningen på sikt ska dock inte kännas obekväm för någon part. Läkare-patient-situationen är dock speciell vad gäller fördelningen av taltid, som kan variera mycket över tid och vid olika tillfällen.
- Gör sig inte lustig på min eller någon annans bekostnad, inte retas eller gör mig osäker.

Andra beteenden som den lättomtyckta visar i mer privata sammanhang, men som även i professionella situationer exempelvis sammanträden har relevans:

- Försöker få med alla närvarande (i mindre grupp) i resonemanget och lägger inte beslag på en person, om detta inte är påkallat av särskilda skäl.
- Berättar gärna någon lustighet och skojar (gärna stillsam spontanhumor) utan att vara vulgär eller plump. Använder inte ironi, men gärna lätt självironi.
- Visar intresse för mig som privatperson, men respekterar min integritet.
- Undviker hårda eller fördömande ord, utan ser och framhåller istället det positiva.
- Uppmuntrar och är tillåtande inom normala gränser. Kritiserar genom att ge förslag på alternativa beteenden (konstruktiv kritik).
- Visar respekt och talar inte illa om personer som inte är närvarande.

Att konsultera en läkare eller terapeut som framstår som sympatisk är en kraftfull etablerande omständighet (**EO**), som gör det förstärkande för patienten att lita på, följa råd, anvisningar och ordinationer även sådana som är ovälkomna.

Trots sunt självhävdande och trevlighet kan svårsmälta besked vara provocerande att ta emot för en upprörd patient. Ett mjukare sätt att presentera sådana besked kan vara att använda "fogging".

"Fogging" – att presentera oönskad information mjukt

Det är oundvikligt att komma i situationer då informationen blir en besvikelse för patienten. Att direkt och hårt ge ett besked "Nej jag förlänger inte din sjukskrivning" kan snabbt väcka kraftiga känslor och få läkaren att framstå som hjärtlös och oempatisk.

Fogging – lägga ut en dimma – innebär att man innan man ger det svårsmälta budskapet, summerar patientens alla argument som finns för att gå patienten till mötes. Man gör det på ett positivt och välvilligt sätt och visar att man har lyssnat och tagit till sig argumenten. Detta lugnar patienten. När det är gjort vänder man om med ett "men" och anför därefter sina egna argument och motiveringar och sitt beslut.

Om patienten fortsätter att argumentera för sin sak, kan man tillgripa tekniken "trasiga grammofonskivan" (för yngre läsare – när forna tiders vinylskiva blev sliten kunde den hacka över och repetera samma varv gång på gång hur många gånger som helst).

Man upprepar sitt eller sina huvudargument gång på gång oavsett vilka argument patienten anför, men varierar dock budskapet språkligt – ordval, meningsbyggnad. Hela tiden vänligt och bestämt.

Att få patienten att hålla sig till relevant information – styra samtalet

Patienten kommer till läkaren med oro och vill gärna få den stillad. Har kanske grubblat över sina symtom, googlat och ältat med anhöriga. Vissa patienter är så ivriga och uppfyllda av sin situation att de kan vara svåra att stoppa eller hindra från att breda ut sig. Saker som inte alls har någon bäring i sammanhanget kan komma att åberopas eller bara anförs. Upprepningar av samma information förekommer. De öppna frågor som läkaren/terapeuten alltid börjar med kan leda till en planlös monolog.

För att inte förstärka det planlösa pratandet kan man som behandlare subtilt styra patientens berättande genom formning.

Läkarens/terapeutens nickningar, leenden, hummanden förstärker det beteende som patienten just gör eller just har gjort. Man bör därför som behandlare vara medveten om att vara selektiv med att ge dessa förstärkningar. Om man oavbrutet nickar då förstärks patienten att fortsätta att prata om det som denne just talar om och är uppfylld av. Det är inte alltid optimalt.

Istället bör man förmå (förstärka) patienten med sina frågor, hummanden, ögonkontakt och nickningar när denne ger relevant information. Samtidigt undvika att ge ögonkontakt, nicka eller att se intresserad ut när patienten talar om oväsentligheter eller upprepar sig. Då tittar man i sina papper eller på datorskärmen. Men när patienten säger något som är relevant visar man åter intresse.

Det subtila sättet ersätter inte de mera direkta sätten att med sina frågor och genom att avbryta när det är påkallat.

Pedagogisk förmåga, kompetens och rutin kan ge "magi" i relationen

En rutinerad läkare eller terapeut kan ibland fylla ut luckor i patientens redogörelse. Behandlaren förutsäger saker som patienten ännu inte har berättat eller tar fram saker som patienten inte riktigt har klart för sig, men som stämmer. Att formulera något om patienten som denne ännu inte har insett kan etablera stark tilltro och förtroende.

Klara och tydliga besked uppskattas vanligen av patienten. Även obehagliga besked brukar föredras framför svepande, otydliga och duckande svar, eftersom dessa lämnar fritt spelrum för skrämselhjärnan. Ovälkomna besked väcker ilska eller sorg i stunden, men på sikt blir ilskan sannolikt mindre än att i efterhand upptäcka att man har undanhållits sanningen.

Särskilt viktigt blir detta då läkare och patient är oense om vad som är rätt behandling eller om remiss eller intyg ska skrivas. Svåraccepterade och långsiktiga konsekvenser är lättare att acceptera om man förstår orsaken till dem. Här spelar inlärningspsykologiska förklaringar en viktig roll.

Ovisshet och osäkerhet kan inte alltid undvikas. Osäkerheten är ofta mera plågsam än vissheten om något olustigt. Om diagnos och prognos inte går att ställa – lägg detta på bordet. Det är bättre att erkänna att man inte kan eller vet, än att få patienten att tro att man hemlighåller något eller underskattar dennes fattningsförmåga. "Jag kan inte förklara det här, men jag skulle kunna tänka mig att det ..." Eller helt enkelt "Jag förstår inte detta, men jag ska höra med mina kollegor." Skapa visshet om den egna ovissheten.

Å andra sidan kan trovärdiga spekulationer, förklaringar och att ge begripliga svar på patientens frågor, undanröja direkta missuppfattningar och felaktig information hos patienten. Bara man framhåller att det är just en gissning eller en högst preliminär bedömning.

Det är alltid viktigt att lägga sina förklaringar på rätt nivå. En alltför fackspråklig och obegriplig förklaring kan irritera. Och ett alltför förenklat språk kan upplevas kränkande, då det kan ge känslan att man missbedömer patientens intelligens.

11

Beteendeevolutionen - slutord

Vare sig man är medveten om det eller ej, så är vår beteenderepertoar alltid ett resultat av en evolution, lik Darwins "Om arternas uppkomst". De i stunden upplevt ändamålsenliga, förstärkta beteendena överlever, medan de oförstärkta utsläcks.

Tillämpad beteendeanalys är det verktyg som gör det möjligt att förstå evolutionen – hur urvalet av beteenden kan ha gått till.

Beteendeanalysen ger oss också möjlighet att mera avsiktligt påverka vår egen framtida beteendearsenal, eftersom vi kan inse när vi låter oss styras av olämpliga förstärkningar i stunden. Vi kan med vår kunskap genomskåda och sätta oss över det "naturliga urvalet" av beteenden på ett medvetet och klokt sätt om det på lång sikt är skadligt eller försvårande.

Vi kan välja att inte låta oss styras av tillfälligheter i en slumpmässig formningsprocess och inte göra det som framstår enklast och bekvämast i stunden. Utan istället låta tanken på de långsiktiga konsekvenserna kognitivt förstärka det lämpligaste beteendet, även om det känns bestraffande i stunden. Det är ett tecken på mognad att låta sig förstärkas av beteendets framtida konsekvenser och inte alltid låta sig luras av de omedelbara och närliggande förstärkningarnas lockelse.

Om insikten finns kan vi i stunden välja att bete oss så att vi inte oavsiktligt förstärker andras personers olämpliga eller oönskade beteenden.

> Kort sagt, tillämpad beteendeanalys ger oss oanade möjligheter att förstå och påverka både vårt eget beteende och andras i vår närhet.
> Att själv inse att man har mindre gynnsamma beteendemönster och vanor är första steget mot ett beslut att förändra sitt beteende.

Sammanställning av symboler och begrepp

Operant analys		
Den centrala delen vid all beteendeanalys är alltid beteendet/responsen R		
Symbol	**Term/Namn**	**Förklaring**
R	Respons eller beteende	Respons – ett operant beteende – motoriskt beteende eller tankebeteende. Responsen/ beteendet, som vi önskar förstå, är alltid vårt fokus i beteendeanalysen. Avsikten med beteendeanalys är att finna orsakerna till beteendet, för att senare eventuellt kunna påverka det.
S eller S⁻	Stimulus eller startstimulus	Företeelse/r som i en viss situation får en individ att starta ett beteende (R). Stimulit kan vara lockande S eller tvingande S⁻
K eller K⁺ respektive	Positiv förstärkning respektive	Företeelse som gör beteendet (R) "värdefullt", önskvärt, angeläget eller funktionellt för beteendeägaren och därmed ökar sannolikheten för att beteendet (R) kommer att upprepas. Positiv förstärkning ger individen (addition - plus) något förväntat, önskat eller angenämt.
K̶⁻	Negativ förstärkning	Negativ förstärkning innebär att individen blir av med slipper ifrån (subtraktion – minus) något oangenämt.
K⁻	Bestraffning	Aversiv, oangenäm, obehaglig konsekvens på beteendet som får det att genast upphöra, men vanligen bara tillfälligt.
S — R —— K	Förstärkningsformel (paradigm) (Positiv förstärkning)	Visar beteendet R i sitt sammanhang och vilka förstärkningar som ökar sannolikheten för att det ska upprepas.
S⁻ — R — K̶⁻	Förstärkningsformel (Negativ förstärkning)	Beteendet R innebär en flykt eller ett undvikande som leder till befrielse från en aversiv eller oönskad situation. Sannolikheten för att upprepa beteendet (R) ökar.

S — R — K⁻	Bestraffningsformel	Beteendet R följs av eller leder till en aversiv eller obehaglig konsekvens, vilket får beteendet att omedelbart upphöra tillfälligt.
S — R —/— K	Utsläckningsformel	Beteendet R leder inte till någon förstärkning K alls, vilket gör att det upphör på sikt. Detta gäller såväl positiv förstärkning som negativ dito. Utebliven förstärkning gör beteendet R meningslöst.
EO	Etablerande omständighet	En omständighet som inte själv startar ett beteende, men som påverkar förstärkningen på beteendet och ökar eller minskar/tar bort förstärkningens styrka.

<table>
<tr><td colspan="3" align="center">Respondent analys</td></tr>
<tr><td>BS</td><td>Betingat stimulus (trigger)</td><td>Stimulus som genom inlärning (betingning) fått en automatisk förmåga att utlösa en reaktion i autonoma nervsystemet (vanligtvis sympaticusreaktion)</td></tr>
<tr><td>BR</td><td>Betingad reaktion</td><td>Reaktion i det autonoma nervsystemet utlöst av ett BS. Jmf Pavlovs hund som saliverade BR vid ringsignal BS</td></tr>
<tr><td>OBS</td><td>Obetingat stimulus (medfödd trigger)</td><td>Medfödd sympaticusutlösare exempelvis plötsliga och överraskande högt ljud alternativ rörelse, stark smärta, att tappa balansen mm.</td></tr>
<tr><td>OBR</td><td>Obetingad reaktion i autonoma nervsystemet</td><td>Vanligtvis sympaticusreaktion som gör kroppen aktionsberedd exempelvis för strid eller flykt i en naturlig situation.</td></tr>
<tr><td>BR — BR</td><td>Formel för respondent betingning</td><td>Visar hur ett tidigare neutralt stimulus (BS) genom inlärning (klassisk betingning) har fått förmågan att utlösa reaktion (BR) i autonoma nervsystemet.</td></tr>
</table>

Ordlista

Autonomt beteende

Inre beteenden som inte kan kontrolleras med viljan och som styrs av det autonoma nervsystemet. Exempelvis hjärtslag, blodtryck, svettning, mage och tarmars beteende, pupillens beteende, adrenalinutsöndring mm. Viktigast i detta sammanhang är beteenden som uppkommer vid ångest/oro/olust – en sympaticusreaktion.

När sympaticusreaktionen inte dominerar är den så kallade parasympaticusreaktionen (balanserande och motsatt) mera aktiv.

Betingning

Inlärning

Betingning (operant)

Inlärning av viljemässigt kontrollerbart beteende (motoriskt och kognitivt) och dess samband med förstärkningar.

Betingning (respondent)

Inlärning av ett nytt igångsättningsstimulus för en automatisk autonom reaktion (känsloreaktion). När betingning skett reagerar/triggas det autonoma nervsystemet (känslorna) automatiskt och utan hänsyn till logik och förnuftiga tankar. Man kan genom respondent betingning bli rädd för något som tidigare har varit helt neutralt.

Betingat stimulus (BS)

Föremål, situation eller något annat som genom inlärning fått den automatiska förmågan att väcka en reaktion i autonoma nervssystemet. Exempel på betingade stimuli är en "spindel", som väcker ångest hos en spindelfobiker och en "valsituation" som väcker ångest och tveksamhet hos en person med beslutsångest.

Beteendekedja

En kedja av sammansatta beteenden där ett delbeteendes förstärkning (positiva konsekvens) blir igångsättare (startstimulus) för nästa beteendedel. Och detta beteendes förstärkning blir startstimulus för nästa beteende osv. Alla sammansatta beteenden – att gå, tala, skriva mm är beteendekedjor.

Etablerande omständighet (EO)	En omständighet/stimulus som inte förmår att starta ett beteende men som gör ett beteendes förstärkning antingen mera eller mindre kraftfull. Hunger ökar en bulles förstärkningseffekt dvs. göra bullen mera lockande. Ensamhet, sjukdom, smärta, känslor, avund kan påverka och göra vissa beteenden mera eller mindre förstärkta – mer eller mindre angelägna i stunden. En tanke, som gör det mera angeläget att undvika ångest, är en etablerande omständighet (EO). Exempelvis tanken: "Det är farligt för hjärtat att ha ångest." Denna tanke/information är en omständighet, som gör det mera förstärkande att undvika sådant som ger ångest. Information, vanföreställningar, fördomar, politiska övertygelser och konspirationsteorier kan fungera som EO.
Exponering	Att utsätta sig för något som väcker känsla. Inom beteendeterapin avses vanligen att utsätta sig för något (betingat stimulus), som väcker ångest och oro i syfte att motbetinga det. Genom exponering tar man bort förmågan hos det betingade stimulit att automatiskt väcka sympaticus (ångest, stress).
Exponering med responsprevention	Man utsätter sig för ett betingat stimulus och avstår från att använda säkerhetsbeteenden (=responsprevention), vilket är nödvändigt för att motbetingning ska kunna ske.
Förstärkning	Varje konsekvens på ett beteende, som gör att beteendet sannolikt kommer att fortsätta användas eller att användas ännu mera. Man skulle kunna säga "motivationshöjande konsekvens av ett beteende".
K+ positiv förstärkning	Någon lyssnar intresserat på dig, vilket förstärker dig att fortsätta prata. Jag blir road och stimulerad av att titta på kriminaldrama, vilket leder fortsatt tittande.
K- negativ förstärkning	Den angenäma konsekvensen av beteendet är att bli befriad från eller uppleva reducering av något obehag eller olust. Om en paracetamoltablett minskar smärta ökar sannolikheten för att beteendet kommer att användas fortsättningsvis vid smärta.
Förstärkningsformel/ förstärkningskontingens	Även kallat förstärkningsparadigm. Skrivs S – R – K och visar på beteendets (R) samband med situationen (S) och beteendets konsekvenser/förstärkningar (K). Det som föregår beteendet och det som kommer ut av det. Varje beteende har alltid en stark knytning till här – och – nu-situationen, vilket man försöker åskådliggöra med formeln.

Generalisering	Generalisering är exempelvis en person börjar använda ett beteende hemma, som han har lärt sig i skolan. Egentligen är det att sprida eller vidga användningsområdet för ett beteende. Generaliseringen sker ofta helt omedvetet.
Inkompatibelt beteende	Två beteenden är inkompatibla eller oförenliga med varandra, om de inte kan utföras samtidigt. Man kan inte tänka en tröstetanke och en skrämmande värsta tanke i samma ögonblick. Man kan inte tala tyst och vänligt och samtidigt skrika och skälla, då de är inkompatibla.
Intermittent förstärkning	Förstärkning uppträder inte efter varje beteende utan mer eller mindre glest. Motsats till kontinuerlig förstärkning. Intermittent förstärkning ger ökad beteendefrekvens exempelvis spelbeteende, där vinsterna är sällan förekommande.
Kognitivt beteende	Tankebeteende. Beteenden som utförs av hjärnan. Har likheter med yttre, motoriska beteenden genom att de är inlärda och viljemässigt kontrollerbara och vidmakthålls av förstärkningar. Tillhör gruppen operant beteende.
Kontinuerlig förstärkning	Varje enskilt beteende leder till förstärkning exempelvis varje gång man trycker på gasen svarar motorn med ökat varv.
Motbetingning	Det som sker om man exponerar sig eller utsätter sig för sina betingade stimuli BS (inlärda triggers) utan att fly, undvika eller vidta några säkerhetsbeteenden som helst. Det som sker kallas också habituering eller desensitisering.
Motoriskt beteende (Yttre beteende)	Beteenden som utförs av muskler och skelett, synliga rörelser och observerbara beteenden. Dessa beteenden har likheter med kognitiva beteenden, vilka också är inlärda och viljemässigt kontrollerbara och vidmakthålls av förstärkningar. Tillhör gruppen operant beteende.
Mowrers tvåfaktorteori	Respondent betingning BS — BR (faktor 1) samverkar med operant betingning S – R – K (faktor 2) till en orsaksföljd för exempelvis vid smärta eller ångest BS – BR/S – R – K. Uttytt en trigger BS startar en autonom reaktion BR som tillsammans med en tanke/tolkning S av situationen blir en nämnbar känsla BR/S, vilken leder till val av beteende R för att en konsekvens K förstärkning i form av minskning/alternativt ökning av känslan BR/S. Obehagskänslor (ångest) vill man reducera medan lustkänslor (sexuell upphetsning, eufori) vill man vanligtvis öka.
Operant beteende	Motoriskt och kognitivt (tanke-) beteende, dessa är inlärda och viljemässigt kontrollerbara. Alla beteenden vi utför med muskler och skelett samt tankar.

Parasympaticusre-aktion

Reaktion i det autonoma nervsystemet där kroppens inre anpassar sig till den faktiska situationen. Vilar jag så vilar hjärta, blodtryck och maten smälts och kroppen reparerar och återhämtar sig. Motsatt reaktion till sympaticusreaktion.

Respons

Beteende exempelvis röra sig, idrotta, äta, samtala, tänka, fundera mm.

Respondent bete-ende

Inre beteende styrt av det autonoma nervsystemet. Bete-endet svarar för den inre miljön såsom puls, andning, mat-smältning och svettning.

Spontan återhämt-ning

Ett framgångsrikt behandlat ångestsyndrom återhämtar sig automatiskt om inte en fortsatt exponering för betingade stimuli BS (triggers) sker. Ju glesare mellan exponeringarna desto större risk för återhämtning.

**Stimulus (S)
flera Stimuli**

Någon företeelse som startar ett beteende. Det börjar regna (S) vilket gör att jag reagerar (R) med att fälla upp mitt paraply, för att slippa bli våt (K).

Sympaticusreaktion

Reaktion i det autonoma nervsystemet vid kraftiga känslor, vilken inte kan kontrolleras med viljan. Sympaticusreaktio-nen kännetecknas av ökad puls och blodtryck, avstannad mag- och tarmaktivitet, förändring av blodflödet i kroppen mm. Sympaticusreaktion är en förberedelse för agerande exempelvis kamp eller flykt.

Säkerhetsbeteende

Varje beteende – flykt eller undvikande – synligt eller osyn-ligt som syftar till att sänka ångest eller obehag. Tröstetan-kar och tvångstankar är kognitiva säkerhetsbeteenden, dvs. tankar som vi använder i syfte att minska olust och osäker-het i situationen.

Utsläckning

När ett beteende inte längre leder till någon förstärkning (angenäm eller förväntad konsekvens), slocknar det. Vi slutar att utföra meningslösa beteenden. Motivationen att använda beteenden som inte förstärks utsläcks efter ut-släckningskulmen.

Utsläckningskulmen

Höjningen av beteendefrekvensen vid konsekvent utebliven förstärkning innan beteende blir helt utsläckt.

Vikariell förstärkning

Om jag ser någon (en vikarie) få förstärkning på ett bete-ende, ökar sannolikheten för att jag ska utföra samma bete-ende. Ökar sannolikheten för imitation.

Litteraturlista

Abramson, L. Y., Seligman, M. E., & Teasdale, J. D. (1978)
Learned helplessness in humans: Critique and reformulation.
Journal of Abnormal Psychology. 87(1), 49–74

Andersson, E., et al. (2020)
Targeting excessive worry with internet-based extinction therapy: a randomized controlled trial with mediation analysis and economical evaluation.
Psychological Medicine, Cambridge University Press

Andersson, E., et al. (2017)
Internet-Based Extinction Therapy for Worry: A Randomized Controlled Trial.
Behavior Therapy. 48(3), 391-402.

Bandura, A., Walters, R.H.   (1963)
Social learning and personality development.
Holt Rinehart and Winston: New York

Bandura, A., (1968)
Principles of Behavior Modification
Rinehart & Wilson

Bandura, A. (1997)
Self-Efficacy The Exercise of Control
W.H. Freeman and Company, NY

Dowrick, P. (1983)
Using Video: Psychological and social applications
Wiley NY 1st ed.

Goldiamond, I. (1975)
Social casework: A behavioral approach
Columbia University NY

Hawton, K., Salkovskis, P.M., Kirk, J., Clark, D.M. (1989)
Cognitive Behaviour Terapy for Psychatric Problems - A practical guide
Oxford University Press

Hayes, S. C., Strosahl, K. D. Editors (2004)
A Practical Guide to Acceptance and Commitment Therapy
Springer

Hayes, S. C., Strosahl, K. D., Wilson, K. G. (2016)
Acceptance and Commitment Therapy
Guilford Publications, 2:a uppl.

Kadowaki, Åsa (2018)
Svensk sjukvård till vanvett – om patienten bestämmer
Books on Demand BoD.se, 2:a uppl.

Kadowaki Åsa et al. (2021)
Education of the primary health care staf based on acceptance and commitment therapy is associated with reduced sick leave in a prospective controlled trial
BMC Family Practice, 22:179

Kohlenberg, R.J., Tsai, M. (1991)
Functional analytic psychotherapy: A guide for creating intense and curative therapeutic relationships
Plenum New York

Martell C.R., Addis, M.E. & Jacobson, N.S. (2001)
Depression in Context
W. W. Norton

McMullin, R. E. (1986)
Handbook of Cognitive Therapy Techniques
Norton & Co

Meichenbaum, D. (1985)
Stress Inoculation Training
Pergamon Press

Meichenbaum, D. (1978)
Cognitive-Behavior Modification: An integrative approach
Plenum books

Michael, J. (1982)
Distinguishing between discriminative and motivational functions of stimuli
JEAB, 37, s 149-155

Miller William R., Rollnick Stephen, (2009)
Motiverande samtal
Kriminalförlaget

Nierengberg, Gerard I., Calero Henry H. (1975)
How to read a person like a book.
Pocket Non Fiction

Premack, D (1959)
Toward empirical behavior laws: I. Positive reinforcement
Psychological Review, 66(4), 219-233

Ramsey, R. W., Noorbergen, Rene (1981)
Att gå vidare – konfrontations-terapi i behandling av sorg och förluster
Legenda AB

Rathus, S. A., Nevid, J. S. (1977)
Behavior Therapy – Strategies for solving problems in living
Signet book, New American library

Seligman, M.E.P. (1975)
Helplessness: On Depression, Development, and Death
San Francisco

Skinner, B. F. (1969)
Contingencies of Reinforcement - a theoretical analysis
Appleton-Century-Crofts

Sulzer-Azaroff, B., Mayer, R. (1991)
Behavior Analysis för Lasting Change
Wadsworth

Sundel, M., Sundel, S.S. (2004)
Behavior Change in the Human Services
SAGE Pulications   4:e upplagan.

Wadström, O (1989)
Självskadande beteende – orsaker och behandling
Nordpress förlag, Danmark

Wadström, O. (2013)
Att förstå och påverka beteendeproblem
Psykologinsats, BoD.se, 6:e reviderade uppl.

Wadström, O. (2017)
Sluta älta och grubbla – lättare gjort med KBT
Psykologinsats, BoD.se, 5:e upplagan

Wadström, O. (2017)
Tvångssyndrom/OCD – orsaker och behandling i ett beteendeterapeutsikt perspektiv
Psykologinsats, BoD.se, 6:e reviderade upplagan

Wadström, O. (2013)
When Mowrer is not enough – an operant analysis of rumination.
www.quitruminating.com

Wadström, O., Ekvall, D. (2013)
Idrottsglädje prestation utveckling - KBT för tränare, föräldrar och idrottare
Psykologinsats AB

Watson, J.B., Rayner, R. (1920)
Conditioned emotional reactions
Journal of Experimental Psychology   3 (1): 1–14

Öst, L-G. (2006)
Tillämpad avslappning: manual till en beteendeterapeutisk coping-teknik
X-O Graf tryckeri

Öst, L-G.(ed) (2013)
Kognitiv beteendeterapi inom psykiatrin
Natur och kultur akademi, 2:a reviderade uppl.

Sluta älta och grubbla

Vi ägnar åtskillig tid åt att oroa oss, älta och grubbla över saker som inte kan ändras eller påverkas. Dagar såväl som sömnlösa nätter. Tidigare har man ofta rekommenderat olika distraktionstekniker, men dessa försvårar på sikt även om de känns bra i stunden. I den här boken får du lära dig hur du ska sluta permanent med detta onödiga självplågeri.

Oro och ältande är som en tennismatch mellan varningshjärnan som hittar hot och faror (olusttankar) och logiska hjärnan som försöker hitta lösningar, förklaringar, utvägar (tröstetankar) trots att inga finns.

Matchen kan fortsätta hur länge som helst ända tills någon av spelarna ger upp – men varningshjärnan gör det aldrig.

Du får lära dig sex tekniker för att få matchen att sluta. Du får också veta varför dessa fungerar. Metoden är ny (2007) och har i två stora forskningsstudier på Karolinska Institutet visat sig vara överraskande effektiv.

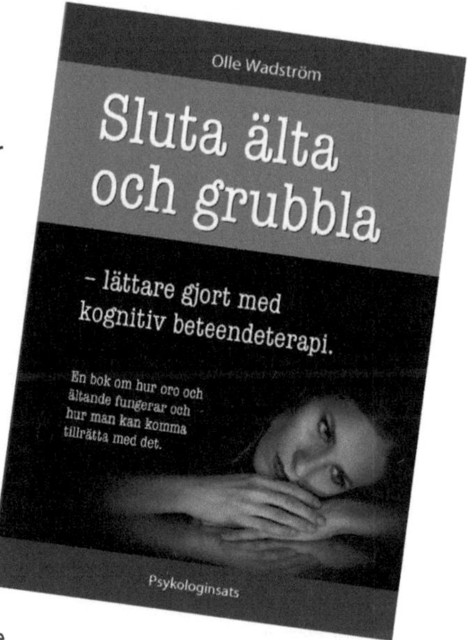

"Jag har arbetat med en patient med rejäl ångest- och depressionsproblematik där ältandet har haft en mycket stark framtoning. Framstegen med traditionell KBT var ganska små. Efter att ha läst din bok presenterade jag modellen för patienten och han kunde tänka sig att arbeta utifrån den. Tämligen snart märkte vi båda att det gav kraftfulla resultat. Nu har det gått ytterligare en tid och det är helt otroligt vad som hänt, nästan som trollkonst!"

Socionom, leg psykoterapeut Gudrun Hansson-Lönnqvist

"Hej Olle! Jag vet inte hur jag ska kunna tacka dig. Din bok, sluta grubbla och älta, gav mig en chans till ett liv. Efter förlossningsdepression, OCD och förlamande ångest hade jag gett upp. Jag hittade din bok och den räddade mig. Tack!" */A H*

"Hej Olle, jag har just köpt och läst ut din bok om ältande och ångest. Jag önskar jag hade läst den för tjugo år sedan. Den har gett mig så mycket insikt och verktyg att arbeta med. Tack!" */BJ*

Boken har sålts i flera än 40000 exemplar (sept 2021) sedan första utgivningen.

Boken (femte reviderade upplagan) finns att beställa hos BOD bokshop och andra boksajter ISBN 9789163945373. **www.bod.se/bokshop/**

Tvångssyndrom
– orsaker och behandling i ett beteendeterapeutiskt perspektiv

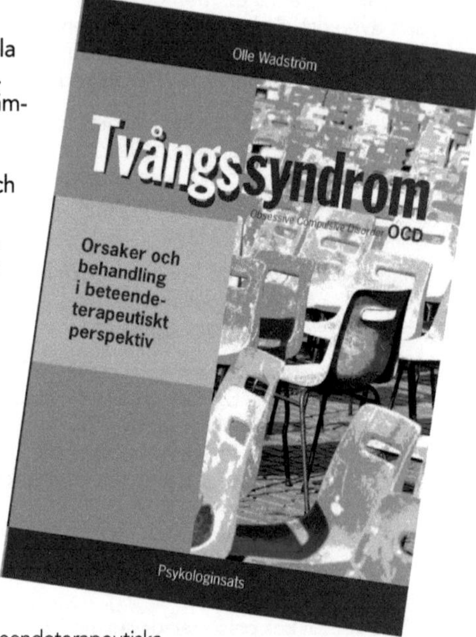

Cirka två till två och en halv procent av alla människor lider av tvångssyndrom (OCD). Eftersom man vanligtvis inser att det skrämmande tvivlet som tvingar fram tvångsbeteendena är en produkt av den egna hjärnan, så skäms man för sitt problem och försöker dölja det. Dessutom handlar tvivelstankarna ofta om sådant som är tabu, förbjudet, skamligt eller är mycket absurt eller "sjukt".

Personer med OCD har i själva verket en extremt aktiv hjärna som varnar falskt och som på så vis tvingar fram beteenden för säkerhets skull (tvångsbeteenden).

I boken förklaras hur tvånget fungerar och hur det man ska agera för att få det att minska och upphöra.

"Olle Wadström har i denna bok gett en utmärkt beskrivning av hur olika former av tvångssyndrom yttrar sig, hur de uppkommer och hur man behandlar dem med moderna beteendeterapeutiska metoder. Boken är främst avsedd för patienter och deras anhöriga, men jag är övertygad om att även professionella inom psykiatrin, läkare, psykologer, kuratorer, skötare, m.fl. har stor glädje av den."
Ur förordet av professor Lars-Göran Öst

"Olle Wadströms bok ger en efterlängtad vägledning till förståelse av tvångssyndromet. Hans pedagogiska modell, som beskriver tvångstemats inverkan på upplevelse och beteende, är till stor hjälp för den som vill förstå hur tvånget fungerar.
Samtidigt som boken ger en bild av det lidande tvångssyndromet medför så visar den också på vägar mot tillfrisknande. Som anhörig får man hjälp att förstå hur och varför man ska försöka undvika att dras med i den drabbades tvångsritualer"
Anita Odell, ordförande i OCD förbundet.

Boken har sålts i över 19000 exemplar (sept 2021) sedan första utgivningen.
Sjätte reviderade upplagan finns att beställa hos BOD bokshop och andra boksajter

ISBN 9789163953729. **www.bod.se/bokshop/**

Idrottsglädje
Prestation Utveckling

Kognitiv beteendeterapi för tränare, idrottare och föräldrar

Idrottare har ofta funderat på varför de preste-
rar sämre när det verkligen gäller. Hur nervosi-
tet inverkar på prestationen och hur man kan
påverka den.

Vissa tränare använder metoder som förmår
idrottare att prestera på toppen av sin ka-
pacitet. Vad är hemligheten? Ett av bokens
huvudbudskap är hur idrottsglädje skapas och
hur prestationer och utveckling gynnas på
bästa sätt.

Föräldrar vill att deras barn ska lyckas i sitt
idrottsutövande. Trots goda avsikter gör de
inte det som krävs för att förmå sina barn
och ungdomar att locka fram det bästa hos
dem. Bokens författare är en kombination
av yppersta idrottskunskap och inlärnings-
psykologi.

Daniel Ekvall – sedan flera år psykologisk råd-
givare åt herrlandslaget i fotboll – är utbildad i
idrottspedagogik (fil mag) och idrottspsykologi (fil kand). Han har
också en grundutbildning i kognitiv beteendeterapi med inriktning elitidrott. Daniel har
mångårig erfarenhet av att arbeta med psykologiska frågor inom idrotten. Detta har skett på
alla nivåer - barn-och ungdomsidrott, breddidrott och på yppersta elitnivå med landslagsidrot-
tare.

Olle Wadström är legitimerad psykolog, legitimerad psykoterapeut, specialist inom klinisk psy-
kologi, specialist inom pedagogisk psykologi, godkänd KBT-handledare. Han har arbetat som
handledare för blivande psykologer och personallag i olika verksamheter, terapeut under de
senaste 50 åren.

Boken finns att beställa hos BOD bokshop och vanliga boksajter
ISBN 97891152741108.
www.bod.se/bokshop/

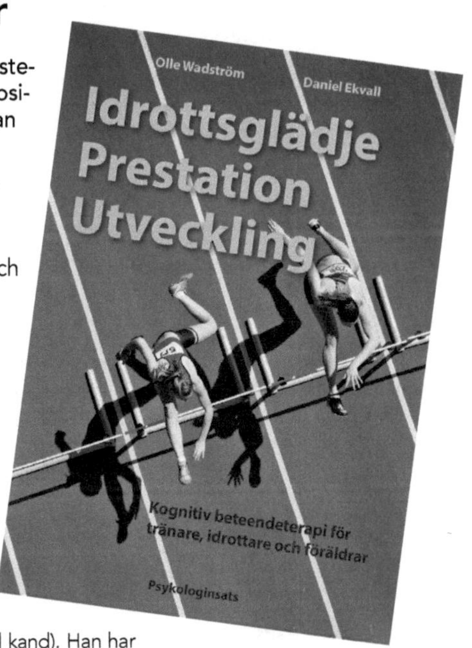

Att förstå och påverka beteendeproblem

Beteendeproblem förekommer i de flesta miljöer. I hemmen, i skolan, i arbetslaget. Ja överallt där människor finns.

Bekymmer med enkel "ohörsamhet" och trots till missbruk, aggressivitet, självskadande beteenden och kriminalitet.

Hur lärs beteenden in? Vad driver människor att bete sig? Vad kan man göra för att påverka beteendet?

Hur uppkommer ångestsyndrom? Och hur botas de?

Boken ger en enkel men ändå utförlig beskrivning av hur man ska gå tillväga för att göra beteendeanalys och hur man sedan kan tillämpa den för att påverka. Många exempel vävs samman med handfasta råd, praktiska förslag och direkta tips i vardagen.

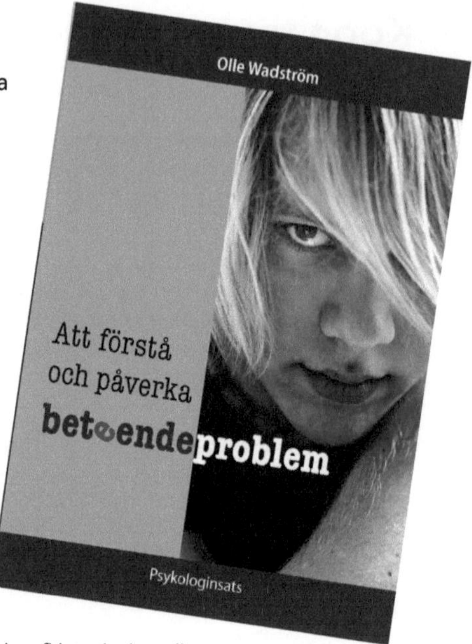

Förklaring hur man bygger upp sitt självförtroende och hur man lämpligen ska hantera konflikter behandlas också.

Boken har sålts i över 23000 exemplar (sept 2021) sedan tredje utgåvan 2004.

Sjunde reviderade upplagan finns att beställa hos BOD bokshop och andra boksajter ISBN 9789163953729.

www.bod.se/bokshop/

Kognitiv BeteendeTerapi och lite till
– 49 års erfarenhet som beteendeterapeut

Detta är en bok om min beprövade erfarenhet och sådant som har varit till stor hjälp. Jag har bland annat funnit att medicinsk kunskap har varit en otrolig hjälp för att göra lidandet begripligt och därmed mindre skrämmande för patienterna.

Att arbeta som klinisk beteendeterapeut – med tillämpad beteendeanalys – under en så lång tid som 49 år har varit en lång formnings- eller shaping process. Utifrån ett beteendeanalytisk perspektiv handlar det om min beteendeevolution som terapeut. Framgångsrika terapeutbeteenden har förstärkts och lever kvar medan de mindre framgångsrika har utsläckts. Rutin och beprövad erfarenhet har formats fortlöpande.

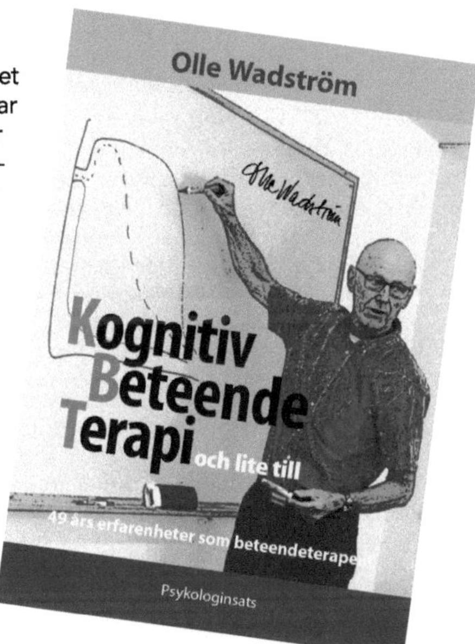

Boken ger andra KBT-terapeuter möjlighet att dra nytta av mina erfarenheter och vinna tid genom att undvika att göra samma misstag och fruktlösa försök som jag och inspireras att pröva mina förslag.

Det är också min förhoppning att inspirera till en mera inlärningspsykologiskt kritisk syn när "nya" KBT-metoder dyker upp. Jag gör inte anspråk på att just mina framshapade terapeut- och handledarbeteenden är de allra bästa. Men pröva gärna för att snabbare nå din optimala terapeutstil och potential. Jag delar också med mig av några av mina egenuppfunna upplägg baserade på tillämpad beteendeanalys. Kanske kan du få idéer att pröva egna insatser, för som duktig beteendeanalytiker behöver du aldrig sakna uppslag på insatser eller bli en slav under manualer.

Boken finns att beställa hos BOD bokshop och andra boksajter
ISBN 9789163314476
www.bod.se/bokshop/

Quit ruminating and brooding

How Worry and Rumination Work and What to Do to Overcome Them

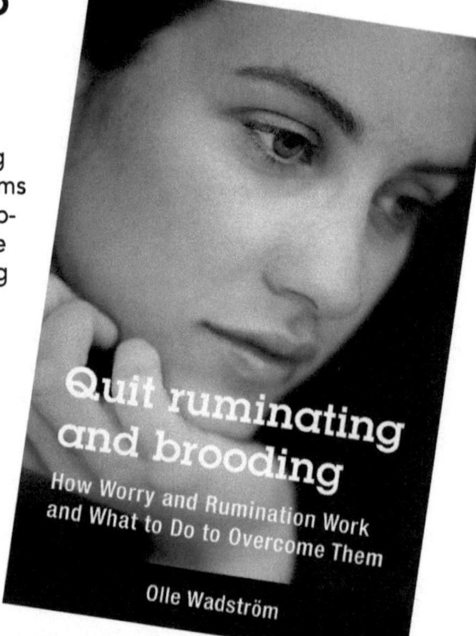

In 2007, the Swedish version of this book was presented, a new method for stopping worrying and ruminating. The method is aims at extinguishing the brain's tendency to produce discomforting, worrying, and intrusive thoughts. This is the opposite of distracting and using soothing techniques that might fuel worry.

Ph D Erik Andersson, Karolinska Institutet Stockholm has studied the effect of the method in two large studies 2017 and 2020. He found it most powerful compared to gold standard Cognitive Behavior Therapy technics for worry and rumination.

In a personal email to the researcher Erik Anderson writes:
"Still better is that the results prevail in the 4 months follow up. What an incredible treatment model you have invented Olle!"

The method has become very popular among people and is now recommended by therapists, psychologists and doctors.
"I have been working with a patient with severe anxiety and depression-problems, where ruminations have been very prominent. Progress with traditional CBT was quite small. After reading your book, I presented your model to the patient, who said he was willing to work with it. Pretty soon, we both noticed that it showed powerful results. Now, a while later, the results are incredible, almost like magic!"
  Social counselor and lic. psychotherapist Gudrun Hansson-Lönnqvist

The author: Olle Wadström is a lic. psychologist, a lic. psychotherapist, CBT-supervisor, specialist in the fields of clinical and pedagogical psychology, teacher/lecturer.

Available at BOD bookshop and other book sites ISBN 9789151956800
www.bod.se/bokshop/

Beteendemedicin – KBT för läkare

Boken handlar om hur medicin och KBT kan samverka och hur de kan komplettera varandra.

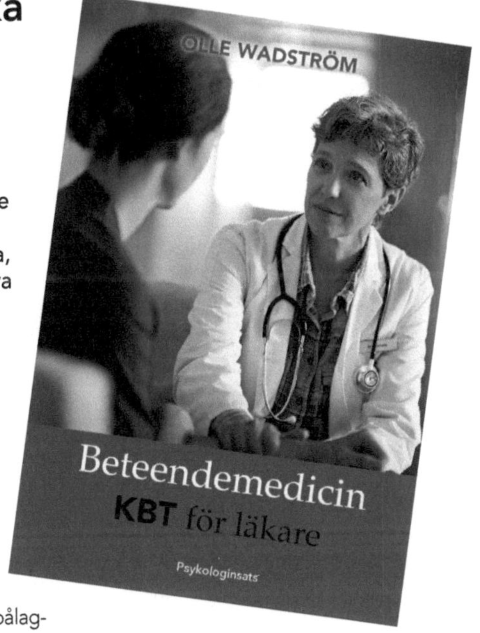

Läkare har tillgång till flera åtgärder och tjänster som är åtråvärda för patienten. De kan undersöka ordna med provtagningar, remittera till annan specialist, trösta, lugna, friskförklara, skriva ut läkemedel, sjukskriva och skriva ut livsavgörande och viktiga intyg. Ibland kan patient och läkare vara oense om vad som är medicinskt korrekt att göra. Den medicinskt välutredda patienten önskar något som inte indicerat för patientens tillstånd.

Grundläggande kunskap i Kognitiv Beteendeterapi kan vara det som hjälper läkaren att veta när remiss till beteendeterapeut är rätt åtgärd. Vidare att veta när sjukskrivning eller intyg är olämpliga eller kontraindicerade av psykologiska skäl och för att undvika inlärningspålagringar på sjukdomen.

Kunskaper i grundläggande beteendeprinciper kan även vara en tillgång för att motivera valet av åtgärder för patienten utifrån ett långsiktigt inlärningsperspektiv och bidra till tryggare ställningstagande och agerande med oförstående patienter.

Kunskapen kan även vara en tillgång när det gäller att förstå sitt eget agerande vid konflikt med patient eller annan person.

Boken finns att beställa hos BOD bookshop och andra boksajter på nätet.
ISBN 9789151975252
www.bod.se/bokshop/